祝谌予医学丛书

总主编　祝谌予

编　著　祝肇刚　祝勇

整　理（按姓氏笔画排序）

张素珍　庞博　祝镕　贾国强　德云

施今墨对药医案选

人民卫生出版社

图书在版编目（CIP）数据

施今墨对药医案选 / 祝肇刚,祝勇编著 . —北京：
人民卫生出版社，2020

ISBN 978-7-117-29840-7

Ⅰ.①施⋯　Ⅱ.①祝⋯ ②祝⋯　Ⅲ.①中药配伍-医
案-汇编-中国-现代　Ⅳ.①R289.1②R249.7

中国版本图书馆 CIP 数据核字（2020）第 035458 号

人卫智网	www.ipmph.com	医学教育、学术、考试、健康， 购书智慧智能综合服务平台
人卫官网	www.pmph.com	人卫官方资讯发布平台

施今墨对药医案选

编　　著：祝肇刚　祝　勇
出版发行：人民卫生出版社（中继线 010-59780011）
地　　址：北京市朝阳区潘家园南里 19 号
邮　　编：100021
E - mail：pmph @ pmph.com
购书热线：010-59787592　010-59787584　010-65264830
印　　刷：三河市尚艺印装有限公司
经　　销：新华书店
开　　本：710×1000　1/16　印张：9　插页：8
字　　数：138 千字
版　　次：2020 年 5 月第 1 版　2024 年 8 月第 1 版第 5 次印刷
标准书号：ISBN 978-7-117-29840-7
定　　价：39.00 元
打击盗版举报电话：010-59787491　E-mail：WQ @ pmph.com
质量问题联系电话：010-59787234　E-mail：zhiliang @ pmph.com

祝谌予医学丛书

编　委　会

总 主 编　祝谌予

副总主编　祝肇刚　祝　勇

编　　委　祝肇刚　祝　勇　张素珍
　　　　　　庞　博　贾国强

祝谌予教授简介

祝谌予教授,1914 年 11 月 30 日生于北京,汉族,中国共产党党员,中国农工民主党党员,是公认的知名中医药学家,中医学界资深教育家,中西医结合的倡导者,中医临床家。1999 年 8 月 12 日去世,享年 85 岁。

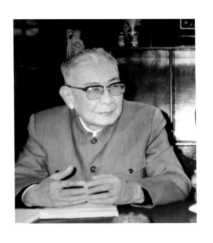

祝教授早年师从名医施今墨先生学习中医,深得其真传,为施今墨先生总结出"施今墨药对",并编著《祝选施今墨医案》。对施今墨先生医术的流传和发扬光大有着不可磨灭的功绩。1939—1943 年留学日本金泽医科大学医学专门部,获医学学士学位,对西医学有深刻理解,回国后在昆明行医。1956 年奉调回京,担任第一届西医学习中医班专职教师、北京中医学院(现北京中医药大学)第一任教务长兼金匮教研室主任,在原卫生部领导下,与上海中医学院(现上海中医药大学)、广州中医学院(现广州中医药大学)、成都中医学院(现成都中医药大学)的教务长,共同组织编写了我国第一部中医大学标准教材。1971—1975 年,在中国医学科学院主持下举办了十期西医学习中医班,培养了一大批中西医结合骨干。1975 年调北京协和医院中医科,1978 年任中医科主任。首创综合医院中医科开办"糖尿病专科门诊"之举,并开"活血化瘀"治疗糖尿病之先河。历任协和医院中医教授、中医主任医师,中国医学科学院学术委员会委员,中国中西医结合研究会副理事长,中医学会理事,第六、第七届全国政协委员,第七、第八届北京市政协副主席,第五、第六届中国农工民主党北京市委员会主任委员；中国医学科学院授予"协和名医"称号；1991 年由国家人事部、卫生部、国家中医药管理局认定的 500 位"全国老中医药专家学术经验继承工作指导老师"之一，并获国家特殊津贴。

祝教授生前从医 66 年，在漫长的医疗工作中，几十年如一日，兢兢业业，一丝不苟，在学术上兼收并蓄，学识渊博，古为今用，中西结合，因此在中医内科、妇科，尤其在治疗糖尿病、心血管病、脾胃病、哮喘病、肾病、不孕症等方面都有着独到的见解，至今仍有不少验方传世。

祝谌予教授一生遵循"有容乃大，无欲则刚"，以平凡集成伟大，患者的口碑为他竖起丰碑。

自　序

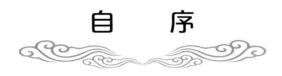

　　自从父亲离开我们后，我就有一个愿望，即整理出版一部《祝谌予医学丛书》作为对父亲的追忆，并以此寄托我对父亲深切的思念！

　　从此我的业余时间就在对有关资料的分类、整理之中度过。在整理过程中，我对父亲有了更加深刻的了解，在父亲平和、儒雅的外表下，是一颗刚毅的心！无论是跟师学习、出国留学、学成回国后的临床诊治及繁冗的教学工作，他始终不忘初衷——做一个能治病救人的好医生！

　　父亲仅仅跟师6年，就为施今墨老师整理出《施今墨对药》，并出版了《祝选施今墨医案》，当时父亲只有25岁。试想一下，在没有电脑的20世纪30年代，这是多么浩大的工程！可想而知，父亲投入了多少精力，又有多少个不眠之夜，父亲深厚的学识和功底也由此可见一斑！据父亲的同学、老友们回忆，这本书一经出版就被抢购一空，直到现在仍然是中医学子们最喜读的书之一，对当今临床仍有很好的指导作用。在20世纪的50~60年代，父亲在繁忙的诊病、教学工作之余，又发表了很多文章，其中《金匮讲稿》及《古方今用》更是被众多中医学者奉为圭臬。这两本书是父亲多年临床经验的总结，其中父亲独到的见解体现了对医学经典的绝好应用和提高。

　　面对着父亲66年从医经历中积累下来的浩瀚的医话、医论、病案、验方、几千封通讯诊治病历，我深感责任重大，唯有抓紧时间，用业余时间加班来完成。2009年整理出了丛书的第一稿，广泛征求同仁、学生、亲友意见后深感不足，于是重新进行收集、分类、整理、编纂一系列工作。由于自己门诊患者众多，精力有限，书稿的编辑工作时断时续。2012年又整理出第二稿，征求意见后仍不满意，接下来又陆续有了2013年第三稿、2016年第四稿，但均不合心意。思其原因，是随着我临床诊病人次的增加，逐渐加深了对父亲临床理、法、方、药和思路的理解，同时更加感到自己水平有限，功力不足，无法全面、正确、清晰地解析父亲的临证思路，亦不敢妄加评价，害怕曲解了父亲的本意，误导了后生学子。在 2017 年的整理过程中，还发现许多未经整理的父亲的信件、题词、散在其他地方的文章、会议的发言、政协的提案、评论等。对这些资料的收集、整理、分类尚需时日。虽然这些内容较为零散，但是范围涵盖更加全面。最后我决定，先将已经整理好的，能比较完整反映父亲学术思想的遗作进行出版，命名为《祝谌予医学丛书》。对于内容，只纠正此前的一些误传，不加说明，不加评价，原汁原味地奉献出来，由读者依据自己的学识和临床实践，从父亲的原创中汲取营养。读者们可以在学习父亲的医话、医论、医案中反复进行对比、揣摩、理解、感悟，不受外界影响，从中找出自己的诊病思路并运用到临床实践中，这才是适合自己的学习方法，我相信这也是父亲的心愿！

祝肇刚

2019 年 8 月

前　言

本书收载了祝谌予在 25 岁以前为施今墨先生整理的《施今墨对药》和《祝选施今墨医案》。这两部分书稿完成于祝谌予侍诊施今墨先生的 6 年中，施今墨先生在多年的临床中博采众长，精选出药症对应的"对药"，在临证治疗疾病时巧妙地运用，其处方组织严密，用药相辅相成、相得益彰，令人拍案叫绝。

为了尊重作品原貌，以及反映施老所处时代的中医药学临床实际情况，"医案部分"选用西医的病名，以中医的辨证，指导用"对药"组方用药。大家在阅读的时候会发现，这两部分也是相互呼应的整体，"对药"是解读《祝选施今墨医案》的钥匙，可以使读者登堂入室地理解施今墨先生遣方用药的诀窍，学习施今墨先生的诊疗艺术。通过祝谌予整理的文章可以看出施今墨先生的睿智和聪颖，可以看出施今墨先生的临证思路，亦能感受到祝谌予的勤奋，并体会到施今墨学派正在逐步形成。

编　者

2019 年 9 月

目 录

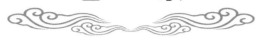

第一部分　施今墨对药

第二部分　祝选施今墨医案

施今墨对药

祝谌予在随施今墨先生抄方的过程中发现，施今墨先生总是双药并书，且同时用的两种药物往往是一阴一阳、一寒一热、一虚一实、一表一里、一气一血，由这些"对药"组合成一个方子，疗效非常好。祝谌予感觉这些"对药"很奇特，于是将其记录下来，当收集到了一百多对的时候，他就向施今墨先生请教，问为何如此组合药物，这句话正好问到了施今墨先生的心上。施今墨先生博览群书，从很多的医书以及自己的临床实践中，发现很多方剂都有自己的核心，就像中医所说的君、臣、佐、使，有君和臣的相配，有君和佐的相配，又有君和使的相配，都是很巧妙地组合，并且对应病症有很好的疗效。施今墨先生在看到这些后，就有意识地在处方中运用这些对药进行治疗，从主症对应药物，配成了"对药"。从主症到相应的"对药"，就是一个非常简洁的用药方式，有点像现在电脑的"快捷方式"，在临床中起到非常好的作用。其间本来存在着很多辨证思维，但对一名经验丰富的医生来说，在临床诊病中已经将中间这些环节省略掉了，能够直接从主症切入到"对药"上。所以施今墨先生的疗效非常好，他一上午能看一百位病人，平均每一个病人五六分钟，而在五六分钟之内要了解病情，要知道病人患病的前因后果、服药的情况，做出自己正确的判断，开出正确的处方，没有深厚的功力是不可能的。只有医生具备很深的中医功底与功力才能达到这样的境界。而恰巧"对药"就是施今墨先生深厚中医功力的总结和体现。

所以，学习好施今墨先生的对药（药对），对于我们快速地掌握中医用药，掌握施今墨先生的用药规律，是一个很好的捷径。

一、止咳化痰、下气平喘对药

药性参合	单味功用	伍用功能	主治	常用量
海浮石 旋覆花	清肺化痰 祛黏痰,止咳嗽	一化一宣,祛痰止嗽	痰热咳嗽,痰吐出不易,以及胸闷不舒诸症	6~9g 4.5~6g
半夏曲 旋覆花	燥湿化痰 辛温开肺	一燥一宣,祛稀痰,止咳嗽	稀痰,但吐出不易等症	6~9g 4.5~6g
海浮石 黛蛤散	清肺化痰 清热化痰	祛顽痰,止咳嗽	痰盛吐不尽者	各9g
半夏 枇杷叶	燥湿化痰 润肺化痰	一燥一润,祛稀痰,止咳嗽	咳嗽已久,仍吐稀痰	6~9g 6~9g
陈胆星 旋覆花	燥湿化痰 辛温开肺	一燥一宣,祛顽湿之痰	顽痰咳嗽之证	4.5~9g 4.5~6g
天竺黄 半夏曲	清热化痰 燥湿化痰	清热燥湿化痰	湿热内停,咳嗽吐痰	6~9g 6~9g
陈橘红 陈橘络	理气化痰 通络顺气	止咳化痰止痛	咳嗽吐痰,胸闷作痛	4.5~6g 4.5~6g
炙白前 炙前胡	降气化痰止嗽 散风清热,降气下痰	降气止嗽化痰	咳嗽初起,肺气不宣,咳嗽痰吐不爽,咽痒气上逆	4.5~6g 4.5~6g
炙白前 炙百部	降气下痰,止咳润肺,清热 止嗽杀虫	润肺清热,降气除痰	感冒后数日,咽不痒,气上逆	6~9g 6~9g
炙紫菀 炙化橘红	止嗽祛痰 理气化痰	止嗽化痰	气机不调,痰阻胸膈以致咳嗽吐痰	6~9g 4.5~6g
大熟地 麻黄	补肝滋肾 辛温宣肺平喘	麻黄辛散去熟地之腻,熟地又制麻黄之燥散,两者一入肺一入肾,故可治久喘	久喘,妇女经期哮喘	6~9g 3~4.5g

续表

药性参合	单味功用	伍用功能	主治	常用量
莱菔子 白芥子	祛痰降气,行滞消食 利气祛痰	止咳平喘	久咳痰喘,老人痰嗽	6~9g 1.5~3g
陈皮 桑白皮	理气化痰止嗽 清肺热,平喘嗽	清热化痰,止嗽平喘	肺热咳嗽,气逆吐痰	4.5~6g 6~9g
桑白皮 地骨皮	清肺热,平喘逆 泻肺火,退虚热	清热平喘	肺热咳嗽气逆	6~9g 9~15g
炙紫菀 炙苏子	止咳逆上气 止咳平喘,降气消痰	一润一降,止咳平喘	咳喘气逆有痰	4.5~9g 4.5~9g
细辛 五味子	辛散开肺 酸敛肺气	一开一合,止咳喘	感冒风寒或肺寒咳嗽诸症。咳初多用细辛,咳久多用五味子	1.5~3g 3~4.5g
瓜蒌子 瓜蒌皮	润肺涤痰,滑肠通便 开胸散结,清热化痰	开胸润肺,止嗽化痰	胸闷气逆,热痰咳嗽	6~12g 6~12g
大红枣 葶苈子	甘缓补中 泻肺行水,祛痰定喘	泻肺平喘	痰涎壅滞、气喘气促、咳逆不得卧、面目浮肿诸症	5枚 3~6g
桑叶 桑白皮	疏风清热凉血 清肺热,平喘逆	一宣一降,疏风清热平喘	肺热受风,咳逆上气	6~9g 6~9g
大熟地 全当归	滋肾补血 补血活血	平肾虚血亏之喘	治妇女久嗽久喘,阴亏血虚者	6~9g 6~9g
郁金 白矾	行气解郁 开窍除痰	豁痰开窍	蓄痰癫狂	6~9g 1.5~2.4g
半夏 陈皮	燥湿化痰 理气化痰,和胃	化湿痰	脾胃不和,痰湿内停之证	6~9g 4.5~6g
射干 麻黄	开咽喉,降肺气 宣肺平喘	祛痰平喘	咳逆上气,喉中水鸡声	4.5~6g 3~4.5g
五味子 干姜	酸敛肺气 辛开温中下气	一开一收,降气平喘	寒痰为患,咳逆上气	3~4.5g 3~4.5g

续表

药性参合	单味功用	伍用功能	主治	常用量
枇杷叶 天冬散	润肺化痰 润燥行水	咳嗽气短,痰涎黏多	肺痿、肺痈轻症	6~9g 6~9g
大红枣 黑锡丹	甘缓调中 纳肾气,强心	大枣甘缓,佐黑锡丹之重坠,纳肾气,平喘逆	肾不纳气之咳逆上气	5枚 3~9g
阿胶 紫菀	育阴润燥,补血止血 止嗽祛痰	止咳止血	支气管扩张所致咯血可用	9~15g 6~9g
怀山药 牛蒡子	补肾健脾 清热解毒,利咽喉	祛痰止咳	喉中水鸡声,胸膈闷,但咳之不甚者	9~24g 6~9g
光杏仁 川贝母	宣肺化痰 清热化痰润肺	化痰止咳	久咳祛痰	4.5~9g 6~9g
肥知母 川贝母	滋阴降火润燥 清热化痰润肺	清肺热,止咳嗽	水亏火旺之咳嗽	6~9g 6~9g

二、补肝肾、强腰膝、益精明目对药

药性参合	单味功用	伍用功能	主治	常用量
川杜仲 川续断	补肝肾,壮筋骨 安胎	补肝肾,壮筋骨,止崩漏,安胎	肾虚腰酸、腰痛,腿软无力,妇女崩漏、胎动不安	9~12g 6~9g
细辛 熟地	温通辛散 滋肾补血	细辛辛散以去熟地之腻,熟地补肾阴以制细辛之辛散,两药伍用可补真阴,填骨髓,止腰痛	腰痛	1.5~3g 6~12g
白蒺藜 沙蒺藜	平肝明目 益肾明目	一入肝一入肾,平补肝肾	肝肾不足以致头昏目眩、视物不清,腰酸、腰痛,遗精,小便淋沥	9~15g 9~15g

续表

药性参合	单味功用	伍用功能	主治	常用量
制何首乌 白蒺藜	补肝肾,益精血 平肝明目	益肾平肝	用脑过度而致头痛、头昏、失眠诸症	9~15g 9~15g
桑枝 桑寄生	通络止痛 强腰膝	祛风湿	风湿所致腰肢酸痛、屈伸不利	15~30g 15~30g
续断 黄精	补肝肾,强筋骨 补益气血	补肾强筋,止腰痛,疗妇女诸虚百损	肝肾不足、精亏腰痛诸症	9~12g 9~12g
晚蚕沙 夜明砂	燥湿祛风,祛头眩风热 清热明目	清肝热,明目	肝热目花,头昏,眼生白翳	9~15g 6~9g
枸杞子 菊花	补肝肾 清肝明目	明目,强腰膝	肝肾不足,视物不明,头昏眼花	9~15g 6~9g
血余炭 韭菜子	祛腐生新,止血 补肝肾,止腰痛	补肝肾,止血止痛	腰酸腰痛,小便尿血	9~15g 6~9g
女贞子 川续断	补肝肾 补肝肾,壮筋骨	增强性欲	妇女隐疾(性欲低下证)	9~15g 6~9g
金狗脊 功劳叶	补肝肾 强腰膝,壮筋骨,祛风湿	强腰膝,壮筋骨	腰酸腿软无力	9~15g 9~12g
香甘松 鹿角霜	理气开郁,止痛 生精补髓,强督脉	健脑益智	用脑过度,元精受损以致头昏脑响,耳鸣失眠,健忘诸症	12~18g 4.5~6g
女贞子 旱莲草	补益肝肾 滋阴,凉血	补肾安眠	体虚有热之失眠,头昏目眩,腿软无力	6~9g 6~9g
茯苓 茯神	通心气以交肾 宁心安神	交通心肾	水火不济之心慌,少气夜寐不安诸症	6~9g 9~15g
朱茯神 朱麦冬	宁心安神 养阴清热	养心安神	心阴不足,心阳外越之头昏,口干舌红,心烦失眠	9~15g 6~9g
熟枣仁 生枣仁	补肝,宁心安神 清肝,宁心安神	养心安神	血虚,心烦不眠	9~15g 9~15g

续表

药性参合	单味功用	伍用功能	主治	常用量
生枣仁 生栀仁	清肝,宁心安神 清热除烦	清心安神	心火过盛以致烦躁 多梦、失眠等	9~12g 4.5~6g
酸枣仁 柏子仁	补肝,宁心安神 养心安神,润肠	养心安神	血虚怔忡,惊悸失 眠,兼见肠燥之象	9~15g 9~12g
焦远志 节菖蒲	通心窍,导肾气上升 化浊开窍	通心窍,交心肾	头晕,心神不稳,心 烦乱或痴呆,记忆力 减退	4.5~9g 6~9g
淡豆豉 炒山栀	除烦 清热	清热除烦,安神	心胸有热,躁扰不宁 而不得眠,或乱梦纷 纭,又治外感发热	6~9g 4.5~6g
肉桂 黄连	补命火 泻心火	交通心肾	心肾不交之失眠	1.5~3g 4.5~6g
黄连 阿胶	清热泻火 育阴润燥	安眠止痢	阴亏火旺,心烦不 眠,又治热痢,大便 脓血	4.5~6g 6~9g
清半夏 夏枯草	燥湿化痰,和胃 清热平肝	安眠,治入睡困难, 交通季节,顺应阴阳	痰热为患,遏阻中焦 以致失眠诸症	6~9g 6~9g

 # 三、平肝潜阳、镇惊（静）安神对药

药性参合	单味功用	伍用功能	主治	常用量
生龙齿（生 龙骨） 生牡蛎	镇惊安神,益阴潜阳 滋阴潜阳,固涩	敛阴潜阳,镇惊安神	心神不宁,惊悸健 忘,睡眠不稳,遗精 失眠,久泻久痢,白 带频频等症	9~15g 9~15g
紫石英 紫贝齿	安神镇静平逆 补心平逆,镇惊安神	镇惊安神,降血压	心神不稳,惊悸失 眠,多梦头昏诸症	各15~30g

续表

药性参合	单味功用	伍用功能	主治	常用量
石决明 紫石英	平肝潜阳,清热明目 安神镇静平逆	镇肝潜阳	肝阳上逆以致头昏 头痛、目眩、脉弦等 实证	各15~30g
石决明 灵磁石	平肝潜阳,清热明目 补肾平肝,镇惊安神	平肝滋肾,降血压	肝肾阴虚,水不涵木, 肝阳上冲,头晕、耳鸣 耳聋,头重脚轻诸症	各15~30g
紫石英 灵磁石	镇静安神平逆 滋肾平肝,镇惊安神	滋肾平肝,安神,降 血压	肾气不足,肝阳上逆 所致头昏耳鸣、失眠 多梦等症	各15~30g
青龙齿 紫贝齿	镇惊安神,益阴潜阳 补心平逆,镇惊安神	镇肝潜阳,安神定志	阳不入阴之睡眠困 难、心神不稳,头昏 头痛,目眩	各15~30g
紫石英 生铁落	安神镇静平逆 平肝安神去怯	镇肝安神,降血压	惊悸、失眠,肝阳冲 逆所致头晕作痛	9~18g 15~30g
珍珠母 磁朱丸	镇心神,平肝,散目 翳 滋肾明目,镇惊安眠	滋肾明目,散翳,安 眠	肝肾不足,肝阳上逆 所致头晕目花、瞳子 散大,视物不明,耳 鸣、耳聋诸症	15~24g 6~9g
秫米 磁朱丸	健脾和胃 滋肾明目,镇惊安神	和胃,镇惊安眠	失眠,头晕,脘闷不 舒等症	9~12g 6~9g
石决明 草决明	平肝潜阳,清热明目 除肝胆热明目	清热平肝明目	肝热头昏,视物不 明,眼结膜红肿,头 痛目系痛,降血压	9~15g 6~9g
白薇 白蒺藜	清肝热 平肝	清肝明目,除晕	肝热头昏、头痛、头 胀,多梦	4.5~9g 9~15g
白蒺藜 白僵蚕	祛风通络止痛 平肝息风	舒展神经,止痛	肝阳上扰,头痛头昏 眼花	6~15g 4.5~6g
制全蝎 双钩藤	息风通络止痛 清热平肝息风	疏风通络止痛	风热所致之顽固性 头痛,口眼㖞斜,三 叉神经痉挛抽痛	3~4.5g 9~12g

续表

药性参合	单味功用	伍用功能	主治	常用量
地龙 僵蚕	清热活络止痉 散风通络止痛	舒展神经,活络止痛	络道瘀滞所致头痛 久久不愈,亦治口眼 喎斜、三叉神经痉挛	6~9g 4.5~6g
紫石英 白石英	镇静安神平逆,补心 养肺 镇静安神	镇惊安神平逆	心肺不足所致咳逆 上气,心腹痛结气, 子宫寒凉不孕	15~24g 15~24g
茺蔚子 明天麻	活血通络止痛 息风止痉	祛风通络,止痉痛	风中络道,闭而不通 之头痛诸症	6~9g 3~6g

 # 四、滋阴养血、清热解毒对药

药性参合	单味功用	伍用功能	主治	常用量
大生地 大熟地	清热凉血,养阴生津 滋阴补血益肾	清热凉血,生血补血	血虚有热者宜用之	9~12g 9~12g
大熟地 砂仁	益肾补血 辛散醒脾	以砂仁辛散之性去 熟地腻胃之弊,两药 伍用补血开胃	血少肾亏,胃不和	9~15g 3~4.5g
大生地 鲜生地	滋肝肾,养阴清热 清热凉血生津	养阴清热凉血	水亏火亢之吐血,或 热性病之津少热盛, 以及阴虚发热者	9~15g 9~15g
鲜生地 鲜石斛	清热凉血生津 养阴益胃生津	养阴清热生津	热性病伤津诸症	9~15g 9~15g
南沙参 北沙参	润肺止嗽,养胃生津 (力弱) 润肺止嗽,养胃生津 (力强)	润肺止嗽,滋阴生津	肺虚有热咳嗽,或热 性病伤津口渴	6~9g 6~9g
生鳖甲 生龟板	滋阴潜阳,退热 滋阴潜阳,散结	滋阴清热	阴虚发热,骨蒸潮 热,盗汗等症	9~15g 9~15g

续表

药性参合	单味功用	伍用功能	主治	常用量
天冬 麦冬	养阴清热,润肺滋肾 清热养阴,润燥	滋阴清热,润燥	阴虚发热,津枯口渴,燥咳气逆,甚则咳血	6~9g 6~9g
瓜蒌根 瓜蒌皮	清热生津,解毒消肿 开胸散结,清热化痰	清热生津,开胸散结	热性病伤津口渴,胸闷气逆,肺燥咳嗽	6~12g 6~12g
细辛 大生地	辛散止痛 清热凉血	以细辛之升散引生地清上焦之热而止痛	偏头痛、牙痛	1.5~3g 6~9g
白茅根 白苇根	清血分之热 清气分之热	清解去壮热	感冒发热(感冒之初用苇根,二三日不解加茅根,又可透麻疹)	15~30g 15~30g
酒黄芩 酒黄连	清肺火 泻心火	清上焦火毒	上中焦有热之目赤牙痛、口舌生疮及血燥郁热诸症	6~9g 3~4.5g
金银花 忍冬藤	清热解毒 清热通络	清热解毒,通络止痛	外感发热,咽喉肿痛,红肿疮痈,四肢酸楚	9~15g 9~15g
苍术 黄柏	健脾燥湿 清热燥湿	清热燥湿	湿热下注,足膝肿痛	6~9g 6~9g
轻马勃 青黛	清宣肺气,解散郁热 散郁泻火解毒	一宣一散,清热止痛	一切上焦有热之咽喉肿痛	4.5~6g 3~4.5g
轻马勃 黛蛤散	清宣肺气,解散郁热 清热,散结化痰	清热,散结化痰,止咽喉之痛	热聚上焦、咽喉淋巴肿痛	4.5~6g 6~9g
白茅根 白茅花	清血分之热 止吐血、衄血	清热止血	因热所致之吐血、衄血、咯血之证(肺出血可用)	9~30g 9~15g
知母 黄柏	滋阴润燥清热 清热滋肾	清下焦之火热	阴虚发热,骨蒸盗汗及相火亢盛之遗精等症	6~9g 6~9g

续表

药性参合	单味功用	伍用功能	主治	常用量
鳖甲 青蒿	滋阴 清热	滋阴清热	阴虚潮热、骨蒸等症	9~15g 4.5~6g
木香 黄连	行气止痛 清热解毒	清热止痢,治腹痛	赤白痢疾	3~4.5g 6~9g
桑叶 菊花	疏风清热 清热明目	疏风清热明目	风热为患,头昏目眩	6~9g 6~9g
牛蒡子 青连翘	清热解毒,利咽散结 清上焦热	清热解毒止痛	上焦有热,口舌生疮,牙痛,咽喉肿痛以及疮疡之类	6~9g 6~9g
竹叶 石膏	清热除烦 清热泻火	清热止咳平喘	口舌生疮,口干、口渴或肺热叶焦,咳嗽气逆不得平卧	6~9g 15~24g
知母 生石膏	滋阴润燥清热 清热泻火	清肺胃之热	热性病之壮热、烦渴、脉洪大等实证	6~9g 15~24g
生石膏 细辛	清热泻火 辛散止痛	细辛辛散,引石膏之甘寒直达上焦以清其热	风热所致牙痛、头痛	15~24g 1.5~3g
鹿角胶 陈阿胶	补阳生精血,止血 补血止血	补阳益精,补血止血	精血不足,面色不华,六脉沉细,或崩中漏下	6~9g 6~9g
甘草 芍药	甘缓和中止痛 养血敛阴止痛	和血止痛	腹痛,足挛急,下肢无力,又治血虚头痛	9~15g 30~60g
鹿角胶 龟板胶	补阳生精,补血止血 补阴止血	阴阳双补	精血不足之症(血小板缺乏可用)	6~9g 6~9g
炒赤芍 炒白芍	活血通络 养血敛阴	一活一敛,养血止痛	血分有热之低热,或津液不足。止痛一般伍用柴胡、桂枝助其药效	6~9g 6~9g

五、和表里、调气血对药

药性参合	单味功用	伍用功能	主治	常用量
杭白芍 桂枝	益营敛阴,缓痛散邪 和营卫,通血脉	调和营卫	营卫不和或有躁汗,背部发凉,四肢疼痛	6~9g 3~4.5g
杭白芍 醋柴胡	养血敛阴 疏肝解郁升阳	柴胡辛散,伍白芍酸敛可升阳敛阴,调和表里,退寒热	胸胁苦满,两胁胀痛、窜痛,表里不和之寒热	9~15g 4.5~6g
柴胡 黄芩	和解少阳 清热	清肝胆热	少阳证,口苦、咽干、目眩、寒热往来之症	3~4.5g 6~9g
知母 草果	滋阴润燥清热 除烦截疟	和表里,治寒热	表里不和,乍寒乍热,寒热往来诸症	6~9g 4.5~6g
黄芩 半夏	清热 和胃化痰	两药伍用助柴胡以和表里	少阳证,口苦、咽干、恶心、反酸	6~9g 6~9g

六、健脾、和胃、止泻对药

药性参合	单味功用	伍用功能	主治	常用量
炒苍术 炒白术	燥湿化浊 健脾燥湿	健脾化湿	食欲不振,消化不良,呕恶胀闷,泄泻等	6~12g 6~12g
炒吴茱萸 炒黄连	温中散寒止痛 清热燥湿	吴茱萸辛热,黄连苦寒,两药伍用清肝和胃制酸	嗳腐吞酸,呕吐,泻痢	1.5~4.5g 1.5~4.5g
半夏曲 建神曲	燥湿化痰,和胃降逆 健脾理气,消食和胃	和胃消食	消化不良,胃中嘈杂	6~9g 6~9g

续表

药性参合	单味功用	伍用功能	主治	常用量
半夏曲 沉香曲	燥湿化痰,和胃降逆 行气消胀止痛	和胃消胀	脾胃不健,脘腹胀痛	6~9g 6~9g
黄芪 怀山药	补气,止消渴 补脾阴	黄芪补脾阳,山药补脾阴,两药伍用其功益彰	糖尿病之尿糖阳性	15~30g 15~30g
秫米 半夏	健脾和胃 燥湿化痰和胃	和胃安眠	胃不和、卧不安者	9~12g 6~9g
苍术 润玄参	健脾燥湿,止漏浊 滋肾养阴	敛脾精,止漏浊,以玄参之润制苍术之燥,两药伍用建中更强	可降糖尿病之血糖升高	6~9g 9~15g
绿豆衣 薏苡仁	清热止渴,解毒益肠 健脾燥湿	益脾胃,清热解毒	糖尿病表现为上消之证者	6~9g 9~15g
怀山药 白扁豆	补肾健脾 和中化浊	健脾止泻	脾虚泄泻,作呕少食	6~9g 9~15g
左金丸 血余炭	约肠治痢 健脾和胃厚肠	健脾和胃,止泻防腐	胃口不佳,伴有泄泻、泄痢;又治胃、十二指肠炎症	6~9g 9~15g
瓦楞子 半夏曲	消瘀散结制酸 燥湿和胃降逆	降逆和胃制酸	吞酸、嘈杂、脘腹气逆	9~15g 6~15g
左金丸 晚蚕砂	厚肠止泻 祛风除湿防腐	理脾胃,厚肠	肠有湿热之腹泻	6~9g 6~9g
枳实 竹茹	化痰除痞 清热化痰	和胃止呕	胃热,胃气上逆之恶心、呕吐,兼可温胆	4.5~6g 6~9g
枳实 白术	破气消积 健脾和中	一补一泻,二药伍用则脾可健,积可消,故能健脾消痞	心下痞满,二便不利,肝脾大、脱肛,内脏弛缓无力	4.5~6g 6~12g
干姜 黄连	温中散寒 清热泻火	一温散一寒折,除积寒,清郁热,止呕逆,制泛酸	寒热错杂,搏结胸中,嘈杂,泛酸水	1.5~4.5g 3~6g

续表

药性参合	单味功用	伍用功能	主治	常用量
丁香 柿蒂	暖胃 降逆	和胃止逆	寒热呃逆不止之症	3~6g 6~9g
茯苓 白术	健脾渗湿 健脾燥湿	一渗一运,水湿则有出路,故可健脾除湿	脾虚水湿不运,内停中焦所致痞满不欲食	9~12g 6~12g
川椒 苍术	温中散寒 健脾燥湿	温中止泻	食泄久久不愈	1.5~4.5g 6~9g

 # 七、理气解郁、行滞消胀对药

药性参合	单味功用	伍用功能	主治	常用量
青皮 陈皮	理气散结止痛 理气和中化痰	青皮行左,陈皮走右,两药合用理气止痛,调中快膈	治两侧胸胁胀痛	3~4.5g 3~4.5g
枳壳 郁金	理气宽胸 行气活血解郁	行气活血止痛	肝郁气滞,两胁胀痛	4.5~6g 6~9g
青橘叶 川郁金	理胸胁之气 行气活血解郁	橘叶行于左,郁金行于右,两药伍用理气止痛	气机不舒,两胁胀痛	6~9g 6~9g
炒枳实 炒枳壳	顺气行滞宽中 理气宽胸	枳实行于腹,枳壳行气于胸,两药伍用直通上下,除胀力强	气机不调,胸腹胀满	4.5~9g 4.5~9g
香附 苏梗	理气解郁,活血止痛 理气止痛	气血双治,解郁止痛	胸腹胀满不适,兼治感冒	6~9g 6~9g
莱菔子 莱菔缨	降气行滞通便 行气消胀	行气消胀通便	腹胀、腹痛	6~9g 6~9g
香附 台乌药	理气解郁,活血止痛 顺气,消散,止痛	气血兼施,两药伍用有排出腹内积气之功	一切腹胀不舒作痛	6~9g 4.5~6g

续表

药性参合	单味功用	伍用功能	主治	常用量
陈皮炭 枳实炭	健脾和胃化痰 行气散滞宽中	行气和中	腹胀痛,消化不良	9g 4.5~6g
陈皮炭 沉香	健脾和胃,化痰 行气消胀止痛	行气消胀,和中止痛	脘腹胀痛,消化不良	6~15g 3~6g
代赭石 旋覆花	降逆止呕,止血平喘 消痰利水,降气止呕	降逆,降压,止痛,镇静	胃痛、恶心呕吐、吐血、衄血及高血压等症	9~15g 4.5~6g
苏梗 桔梗	理气止痛 宣肺散滞	桔梗开提上行,苏梗下气止痛,两药伍用开胸顺气	一切胸闷气逆之症	4.5~6g 4.5~6g
苏梗 藿梗	理气止痛 芳香和中	理气和中	胃气不和,胸闷纳少,泛呕欲吐,兼治伤暑吐泻	4.5~6g 4.5~6g
薤白头 全瓜蒌	行气散结止痛 开肺降火化痰	行气通便,止痛	胸痹结胸,大便燥结	6~9g 9~18g
砂仁 蔻仁	和胃行气醒脾 芳香化浊和胃	芳香化浊,醒脾和胃	胃呆纳少,气滞胸闷诸症	3~4.5g 3~4.5g
桔梗 枳壳 薤白 杏仁	桔梗行上 枳壳下降 薤白行左 杏仁行右	上、下、左、右行气消胀,开胸膈	气机不调,胸膈胀闷不舒,大便不利诸症	4.5~6g 4.5~6g 4.5~6g 4.5~6g
延胡索 金铃子	活血理气止痛 疏肝理气止痛	止痛	气血寒热凝滞之腹痛、胸胁痛	6~9g 6~9g
高良姜 香附	温中散寒止痛 理气活血止痛	温中止痛	胃寒之痛久久不愈	3~4.5g 6~9g
木香 槟榔	行气止痛 理气宽肠	涤肠垢止痛	胃肠积滞所致脘腹满痛、食不下	4.5~6g 6~9g
晚蚕沙 炒皂角子	祛风除湿防腐 润便破坚疗腹痛	润便破坚	腹痛,大便硬结难下,或初硬后溏	9g 9g
风化硝 全瓜蒌	泄热润燥软便 润肺泻火利便	通便	大便硬结不通	6~9g 15~24g

续表

药性参合	单味功用	伍用功能	主治	常用量
油当归 肉苁蓉	润便 润肠通便	润肠通便	肠中津液不足,无力 送下之便下困难	9~15g 15~30g
枳实 瓜蒌	行气散滞宽中 润肺泻火利便	消胀除满	心下痞满疼痛诸症	4.5~6g 9~24g
苍术 白芝麻	健脾燥湿 补肝肾润燥	一润一燥而均有降 逆作用,合用互消其 副作用	呃逆	6~9g 15~30g
马宝 沉香	镇惊化痰解毒 行气降逆止痛	平气逆	呃逆,可治食管癌	1~1.5g,研 末冲服 1.5~3g
半夏 硫黄	和胃通阴阳 益火消阴润肠	行寒积,通大便	胃气不降,呃逆,虚 冷便秘	6~9g 1.5~4.5g

 # 八、醒脾开胃增食对药

药性参合	单味功用	伍用功能	主治	常用量
生内金 紫丹参	养胃阴,生胃津 活血生新止痛	祛瘀生新,开胃止痛	溃疡病之胃阴受伤、 胃口不开或肝脾大 等症	6~9g 9~15g
生内金 生麦芽(或 谷芽)	养胃阴生胃津 生发胃气	生发胃气,增食	久病而毫无食欲者	6~9g 12~18g
乌梅 木瓜	生津养胃 和肝胃	养胃阴,开胃口	胃阴不足,消化无 力,食欲不振	4.5~6g 6~9g
鲜佩兰 鲜菖蒲	芳香化浊,醒脾开胃 芳香开窍,醒脾开胃	芳香开胃	湿阻中焦,暑气熏蒸 运化失职,以致脘闷 不食,舌苔白腻	6~9g 6~9g

续表

药性参合	单味功用	伍用功能	主治	常用量
厚朴花 代代花	行气宽中化湿 疏肝理气止痛	芳香化浊,理气开胃	肝胃不和,气滞胁胀,不思饮食,胃脘胀满不舒	4.5~6g 4.5~6g
玫瑰花 代代花	平肝解郁,和血理气 疏肝理气止痛	芳香化浊,理气开胃	肝胃不和,气滞胁胀,不思饮食,妇人妊娠恶阻	4.5~9g 4.5~9g

九、固精敛肠、止血、止泻对药

药性参合	单味功用	伍用功能	主治	常用量
芡实米 石莲肉	补脾肾,固精止泻 健脾补中,固肠	健脾补肾,固精止泻	脾虚泄泻,妇人白带,肾虚遗精	9~15g 9~15g
云茯苓 益智仁	渗湿利水 暖肾固涩	一利一涩,治小便淋沥	小便淋沥不畅或浑浊	9~15g 4.5~9g
五味子 五倍子	补肺滋肾 涩肠止泻	涩精固肠	梦遗,大肠不固,久泻不止,妇人白带崩漏	4.5~6g 4.5~6g
白石脂 赤石脂	养肺气,厚肠,补骨髓 止泻止血	涩肠止血	久泻久痢,赤白带下、崩中漏下	9~15g 9~15g
赤石脂 禹余粮	止泻止血 止泻止血	涩肠止泻	久痢不止,脱肛	9~15g 9~15g
禹余粮 血余炭	止泻止血 健脾和胃厚肠	涩肠止泻	久泻、久痢(肠黏膜有损伤者)	9~15g 6~9g
白石脂 禹余粮	养肺气,厚肠 止血,止泻	涩肠止泻	久泻久痢	9~15g 9~15g

续表

药性参合	单味功用	伍用功能	主治	常用量
桑螵蛸 海螵蛸	补肾固精,缩小便 收敛涩精	固精缩小便	遗精,遗尿,小便频 数,妇女白带、崩漏	6~9g 6~9g
金樱子 芡实米	涩精固肠 补脾涩精	涩精固肠	遗精,久泻,妇女白 带	9~12g 9~12g
肉豆蔻 补骨脂	理脾暖胃涩肠 补命火	止泻	脾肾虚之泄泻	6~9g 4.5~9g

 # 十、清热利湿行水对药

药性参合	单味功用	伍用功能	主治	常用量
车前草 旱莲草	清热利尿,止血 补肾,凉血止血	利尿,行水,止血	小便不利,血淋,沙 淋,急性肾炎	9~15g 9~15g
车前子 车前草	清热利尿 清热利尿,止血	清热利尿	淋病尿血,癃闭 暑热泄利,尿少,浮 肿	9g 9g
赤小豆 赤茯苓	利水,行血,排脓 清利湿热,利水	清热,利水,排脓	小便不利,浮肿,尿 血(肾炎可用)可治 乳腺炎	9~15g 9~12g
赤茯苓 赤芍	清利湿热,利水 清热,活血散瘀	清热,利水,活血	小便不利,浮肿	6~9g 6~9g
冬瓜子 甜瓜子	利湿排脓 利水消胀,清肺热	利水排脓	饮停胸间,胸胁胀 满,咳嗽吐痰,肺脓 疡、脓胸	9~18g 9~18g
冬瓜子 冬葵子	利湿排脓 通利二便	利湿排脓,止胁痛	肺痈,肠痈,悬饮	12~30g 9~15g
冬瓜子 青橘叶	利湿排脓 利胸胁之气	利湿,止胁痛	气水郁滞,胸胁胀痛 (渗出性胸膜炎可 用)	9~15g 6~9g

续表

药性参合	单味功用	伍用功能	主治	常用量
大腹皮 大腹子	下气行水 行气宽胸	消胀利水	腹胀,腹水	6~9g 6~9g
炒红曲 车前子	和胃止痢 清热利尿	和胃止痢,行水	小便不利兼见脾胃 不健,泄利	9g 9g
益元散 炒车前子	清暑利湿 清热利尿	清暑热,利小便	夏日受暑,小便不 利,洞泻	15g 9g
益元散 血余炭	清暑利湿 去腐生新止血	清暑利湿,止血	一切泄利、痢疾均可 治之	15g 9g
白杏仁 白薏苡仁	润燥降气开痰 清热利水排脓	行气利水,排脓	肺痿、肺痈、咳吐脓 血样痰	6~9g 9~15g
滑石 甘草	清热利尿 甘缓和中	清热利尿,祛暑	夏日中暑,表里俱 热,烦躁口渴,小便 不利或有腹泻呕吐	9~18g 1.5~3g
益元散 鲜荷叶	清暑利尿 祛暑升清	清暑利尿	夏日受暑,头昏作 胀,脘闷纳少,全身 无力,尿黄、尿少等 症	15g 一角~半张
黄芪皮 防己	固表,实腠理 行水	行水消肿	皮肤四肢水肿	9~15g 6~9g

 十一、软坚散结、化石通淋对药

药性参合	单味功用	伍用功能	主治	常用量
海浮石 海金沙	化坚行瘀 清血分湿热,利水	化坚利尿 止痛	小便淋沥,尿道疼 痛,膀胱结石	9g 9g
海藻 昆布	消痰软坚散结 消痰软坚泄热	清痰散结	瘰疬瘿瘤,重用对肿 瘤及肠胃癌有效	9g 9g
滑石块 海浮石	清热渗湿,利水通淋 化坚行瘀	化石通淋	尿路结石,小便不畅 或前列腺肥大	15g 9g

续表

药性参合	单味功用	伍用功能	主治	常用量
海浮石	化坚行瘀，行血，软坚化痰	化石除痞	结石症、消肝脾之肿大	9g
瓦楞子	散结止痛			15~24g
瓦楞子	行血软坚化痰，散结止痛	化石通淋	尿路结石诸症	15~24g
滑石块	清热渗湿，利水通淋			9~15g
瓦楞子	行血散坚化痰，散结止痛	化结石	各种结石证（胆、肾、膀胱等结石）	15~24g
鱼枕骨	软坚散结			15~24g
盐桔核	散寒止痛	消肿散结止痛	阴囊、睾丸、卵巢肿瘤，积聚，虚寒之白带证	9g
盐荔枝核	祛寒散结			9g

十二、活血祛瘀、止血对药

药性参合	单味功用	伍用功能	主治	常用量
桃仁	活血行瘀	行气活血止痛	治胸腹、少腹之痛，大便干结	6~9g
杏仁	行气散结			6~9g
牡丹皮	清热凉血	活血祛瘀生新	阴虚有热，血瘀之症，或风热入血之痒疹以及紫斑、皮下溢血诸症	4.5~9g
丹参	活血生新止痛			4.5~9g
花蕊石	化瘀止血	祛瘀生新	肺组织损伤之咳血诸症	9g
钟乳石	补肺益精			9~18g
三七粉	行瘀止血	行瘀止血补肺	肺组织损伤之咳血诸症	3~4.5g
白及粉	补肺生肌止血			6~12g
茺蔚子	活血止痛	两药伍用有移盈补亏、降压之功	虚性高血压之头重肢轻、头昏目眩诸症及脑血管意外之后遗症	6~9g
夏枯草	清热降压			6~9g

续表

药性参合	单味功用	伍用功能	主治	常用量
黑升麻 黑芥穗	升阳 止血	升清阳,除败血	治前后阴出血诸症	3~4.5g 6~9g
制乳香 制没药	活血止痛排脓 活血止痛排脓	活血止痛	外伤及痈肿之疼痛、 瘀血性之胃脘痛	4.5~6g 4.5~6g
炒蒲黄 五灵脂	行血清瘀止痛 通脉散瘀止痛	活血止痛	产后恶露不行,心包 络痛,或死血腹痛	6~9g 3~6g
荆三棱 蓬莪术	破血行气,消瘀止痛 行气活血,祛瘀止痛	祛瘀止痛	各种瘀血疼痛,癥瘕 积聚	4.5~9g 4.5~9g
当归 川芎	补血活血 行血中之气	调经活血止痛	调经,止腹痛,兼治 头痛	6~9g 6~9g
桃仁 红花	破血行瘀 活血祛瘀,调经止痛	行血通经	血滞经闭腹痛,以及 各种瘀血之证	6~9g 6~9g
月季花 代代花	通经活血 疏肝理气止痛	通经活血 止痛	妇人月经不调、行经 腹痛、不孕等证	6g 6g

十三、祛(疏)风除湿、通络止痛对药

药性参合	单味功用	伍用功能	主治	常用量
羌活 独活	辛通走上 辛通走下	一上一下可直通足 太阳膀胱之经,以祛 风通络止痛	风痹为患,周身患 痛,项背挛急不适	1.5~3g 6~9g
蔓荆子 青连翘	疏风清热 清上焦热	祛风清热	风热袭于上焦而致 风火头痛、暴发火眼 诸症	4.5~9g 9~12g
苍耳子 白僵蚕	活血止痛 祛风通络	祛风活血止痛	顽固性偏头痛	6~9g 4.5~6g
桑枝 桑叶	疏风止痛 疏风清热	发表散邪止痛	外感初起,周身不 适、疼痛	18~30g 6~9g

续表

药性参合	单味功用	伍用功能	主治	常用量
白僵蚕 荆芥穗	祛风通络 清散上焦风热	祛风通络止痛	感冒头痛,发热诸 症,亦可治带下	4.5~6g 4.5~6g
苍耳子 辛夷	通鼻窍,祛风热 祛风止痛	祛风止痛	头痛,鼻塞声重,鼻 渊,齿痛,西医之鼻 炎等	6~9g 3~4.5g
白僵蚕 白芷	祛风止痛 祛风活血	祛风活血止痛	风热袭于上焦以致 头额、眉、齿作痛,又 治妇女白带绵绵	4.5~6g 4.5~6g
海桐皮 秦艽	祛湿 祛风通络	祛风除湿,通络止痛	风湿为患阻于络道 以致腰腿肌肉疼痛	6~9g 6~9g
海风藤 络石藤	祛风湿,通经络 宣风热,通经络	通经络,止痛	风湿化热,关节肿 痛,全身游走性窜痛	9g 9g
蝉蜕 薄荷	散风热,透疹 散风热,透疹	祛风止痒	各种皮肤瘙痒及疹 出不透,或小儿夜哭	4.5g 4.5g
黄芪皮 北防风	固表,实腠理 祛风	实表止汗	表虚自汗或易感冒 者	6~15g 4.5~6g
苍术 防风	健脾燥湿 祛风胜湿	止泻	水泻,飧泄	6~9g 3~4.5g

十四、其　他

药性参合	单味功用	伍用功能	主治	常用量
蝉蜕 凤凰衣	散风热 养阴清肺	亮音	音哑、声嘶	3~4.5g 4.5~9g
蝉蜕 菖蒲	开耳窍 化浊开窍	开窍,止耳鸣	头响、耳鸣(可治神 经性耳鸣)	3~4.5g 6~9g
卧蛋草 分心木	强心活血 通胸膈气	利气强心	左前胸憋闷、疼痛, 心悸、气短等症(心 脏疾患可用)	9~15g 6~9g

续表

药性参合	单味功用	伍用功能	主治	常用量
阿胶 仙鹤草	滋阴补血 强心止血	补血强心	各种心脏病均可使用,又治一切出血性疾患	6~9g 9~15g
卧蛋草 仙鹤草	强心活血 强心止血	强心活血	心跳过速	9~12g 9~12g
合欢皮 白蒺藜	安眠消肿 软坚消肿	消肝脾大,安眠	肝硬化,肝脾大	12g 12g
钩藤 薄荷	清热镇静 清热解表	镇咳解表	外感内伤久咳	9~15g 6~9g

注:祝谌予教授的学生吕景山在祝谌予教授整理的"对药"基础上,进行了系统阐释,整理成为《施今墨对药》。为方便后人学习施今墨经验,本书仍据祝谌予教授在 20 世纪 70 年代"西医学习中医班"授课的教材整理,以期最接近施今墨先生的原始意愿。对其中用量部分,按照一钱等于 3g 进行单位换算,以示规范。

第二部分

祝选施今墨医案

　　祝谌予教授是 1991 年由国家人事部、卫生部、国家中医药管理局所认定的"全国老中医药专家学术经验继承工作指导老师"之一，在从医的 60 余年中，高尚医德，高超医术，广受同道及患者的赞誉。祝谌予于 1933 年拜北京名医施今墨为师，成为其开山弟子，在学习及诊疗实践中，承袭施今墨先生中西医结合的主张，并身体力行。祝谌予教授于 1940 年编纂出版了《祝选施今墨医案》，对中医界起到很大影响。据唐山一名医自述：曾按《祝选施今墨医案》中的案例，为一有相似症状患者医治，从一诊、二诊、三诊照方抄录，患者服药效果良好，该名医由衷叹服。

　　《祝选施今墨医案》是祝谌予从施今墨先生 1940 年以前诊病的许多病案中进行筛选、分类、整理出来的，是一本具有创新思维的医案，体现了施今墨的革新思想。首创了采用西医病名，结合中医辨证论治，并且多诊次记述的体例。《祝选施今墨医案》在每类病例前加有按语，对该病例进行分析，体现了施今墨先生对中医及西医的深入理解。西医病名易于被人们所理解，并易于为人所接受，而中医的辨证深奥，不容易懂，施今墨先生通过这种方式将两者结合起来，通过自己深厚的中医功底，把这种复杂的中医辨证用一种很容易懂的方式表达出来，祝谌予又在其中加入了一些自己的见解，把与施今墨先生一同探讨得出的看法作为按语加入其中，将自己的体会与施今墨先生的经验融为一体，有助于同道的理解和学习，从理论上加以提高。《祝选施今墨医案》成书于 1940 年，故带有当时的历史印记，也体现了当时的中西医结合水平，是不可多得的历史材料，愿读者自己领会其中三昧。

施 今 墨 序

　　医方术也,然其中有至理焉,理得其真,斯术必有效,医经之专言理者无论已,伤寒金匮诸经方,投之苟达其理,往往覆杯而愈,其明验也,余业此二十余年,其能应手奏效者,必其方颇与理合,否则必不效,求其幸中者盖寡,治病之暇,间亦论及病理及立方用意,侍者笔之,积久成帙,顾其中命名谈理,偶有参以己见,与西医不能尽合者,正思审定,乃及门诸子,一再请求,以公同好,余嘉其意,且以此或可为治术之一助,疵缪遂不及计焉,因书此以为序。

萧山施今墨

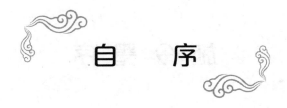

自 序

　　岐黄之术，邃古所昭，简策留遗，词旨深远。后之学者，精研义理，测究本原，虚实阴阳，推阐尽致。然之上者，博大昌明，足资津逮；而下之者，或病空虚，或涉理障，真谛转昧，卒少发明。世或谓中医论理有似谈玄，甚有谓中国医学乃哲学，非科学。此虽过激之论，要亦有。概而言，盖吾国医家讲解病理，皆主五运六气生化相克，理至精，亦复至奥，可以语专家，难于晓群众。然源远流长，至今垂绪不绝者，实以理解精深颠扑不破，又药物之特效有以致之。药之特效则由数千年实验所得而来。用知吾国医学昭垂自有本末，固未可以口舌争也。吾师施今墨先生医术湛深，驰名当世，其论医也，独擅名理，略无门户之见。尝欲以科学方法讲述病理，以特效药物制成方剂，此真开继之业时宜之制也。余侍砚之顷，饫闻名论，亲见制方，录副袭藏，于兹七载，盖不下数万剂矣。暇尝择其首尾完备案理精详者编辑成册，欲以付梓。去岁游学日本，此事暂辍。已成之稿，颇虑散佚，援驿书张君遂初、李君介鸣、张君宗毅诸同学从事整理，付诸剞劂。然非吾师之意也，师意盖以非常之原喻之者寡，且所辑胥属应世之作，未尽推阐之功，以为及门诸子私家记诵则可，遂出问世，殊有未安。故是编之刻迟回者几于经岁。余每举张籍书致昌黎之言以为之请，抵日以后复一再请之，强而后可。吾师矜慎自持，退然若不胜者若此。然则化傅之事，为吾辈门弟子之责，复何疑乎？余之留日，志在学医，学医之用，尤在于洞悉以科学析解病理之方法，更施用于吾国特效之药物，以行吾师之志。是编之辑，特其先河耳。刊印既成，敬志其崖略如此。

民国己卯嘉平中浣受业祝续谌予甫谨序

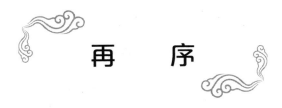

再　序

　　先师施今墨素主中西医结合。余侍诊六载，累积病历甚多，遂分门别类，整理成《祝选施今墨医案》四册，共分九章，有医案一百余例。编写方法以西医论病，中医辨证处方，创前人未有之先例。一九四零年出版，责难者有之，赞誉者有之，未经匝月，全部售尽，余手中只有一部。是时余东渡留学，未能再版，不幸"文革"期间，余手中仅有之一部，亦被抄去。大儿肇刚，随余学医，寻求此书数年，幸于一九八七年初从北京中医学院图书馆借出，得能复印。余于一九八二年曾出版先师在新中国成立后之医案，名为《施今墨临床经验集》，虽感《祝选施今墨医案》较之浮浅，但雪泥鸿爪，留作忆痕，亦是佳事，遂再作序。

祝谌予　一九八七年三月

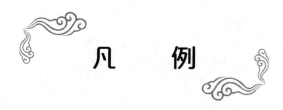

凡 例

- 本书之每方每案皆经详慎遴选，又呈今墨夫子一一删改重修，足资医家采择而可奉为圭臬者也。

- 本书编撰与普通医案稍异，可当医案读，亦可作临证医典查看。

- 本书按西医规律化之分门别类以便检查。

- 本书分类系统既非常清晰而又无五行玄说，故极合病家检阅参考。

- 本书着重实际所叙病原，力求简明扼要，且避免虚文衍字，而于方案则不厌其详。

- 本书所论某病，其方剂即单纯专治某病者，读者临床时可随症变通加减。

- 每方之后均附方义释略，将各方各药用途解明，俾初学者一目了然而无东西翻查之劳。

- 篇中每杂编者间述之语，乃就实地侍随师门附拾所得，一时忆及信笔援引，绝不敢节外生枝，蹈浮夸积习。

- 本书因社会迫切需要及各方来函垂询，仓促付梓，内容殊乏完善，挂一漏万在所难免，尚冀海内贤达指谬，以便再版修正为幸。

一、传染性疾病

（一）伤寒

今人所谓之伤寒，即肠热病也，日人名之曰伤寒，但与仲景伤寒论所说之伤寒病因不同，近世诸家皆习用之，本书亦从大众习惯，故亦名之为伤寒，至于我国旧说之伤寒病，自有仲景一百一十三方，治法详瞻，无庸赘述。

本病为我国法定传染病，病原体为伤寒菌，由于饮食不洁，传染而来，病菌进入胃肠，侵入淋巴腺道，再进入血行，最易侵犯淋巴装置，尤以肠滤泡为甚。

肠管变化，分有四期

（1）第一周肠黏膜充血，孤立结节呈髓样肿胀，是名为髓样肿胀期，在此时期，体温为阶梯状上升，上午稍降，下午增高，头痛，食欲缺乏，烦渴，口内干燥，舌苔污厚，舌尖开始脱褪，呈三角形，大便秘结，脾脏于第一周末期，即行肿胀。

（2）第二周此种肿胀部，形成痂皮，是名为痂皮形成期，在此期间，体温稽留于高度，胸腹部发生蔷薇疹，腹部稍膨满，压迫回盲部，发生雷鸣，大便或下利，或秘结，患者神倦嗜眠，昏睡时有谵语，并有神经性重声，脉搏数减少，普通多不超过八十至一百跳，如超过一百二十跳，则为危险之证，第二周末期及第三周之初期，为本病最紧要时期，调治不善，常致肠出血，或肠穿孔，此时体温突降，脉搏频数，颜貌苍白，四肢厥冷，心脏麻痹，因之死亡。

（3）第三周痂皮脱落，形成溃疡，是名为溃疡形成期，在此期间体温呈弛张性热，心脏功能衰弱，呼吸气促，兼发气管炎，第三周易致肠出血，宜多注意。

（4）第四周以后溃疡治愈，遗留瘢痕，是名为清洁期，在此时期，体温乃渐涣散，热度下降，但甚迟缓，早晚相差甚多，或有发热持续数周者，名为迟延性伤寒。第四周虽为病退时期，但极易传染他症，尤以穿孔性腹膜炎，最为危险。

本病疗法,初期以退热法,继投以解毒、清热、消肿、防腐剂,末期再用善后调养法。

医案

陈君二十余岁,发热已六日,体温三十九度二,口干而渴,大便不下已八日,神倦嗜眠,头痛,苔垢,舌尖苔脱褪呈三角形,是为伤寒症。

鲜茅根一两,鲜苇根一两,生石膏五钱,竹叶二钱,山栀衣二钱,条黄芩三钱,天花粉四钱,桑枝六钱,桑叶二钱,炒香豉四钱,薄荷梗一钱半,赤芍药三钱,赤茯苓三钱,知母(米炒)二钱,青连翘三钱,真川连一钱半。

方义

高热口渴为白虎汤症,本方即以此为主,加以苇根、茅根、山栀、豆豉、桑叶、赤芍,诸退热药,增助其力;竹叶、花粉、条芩、赤苓,退热、利水、止渴;连翘、薄荷,治头痛;川连退热,且能防止肠壁腐坏。

二诊　前方服两剂,晨间热退,入暮增高,此为伤寒病应有之现象,口仍干渴,大便未通,小便赤黄,头痛已止。

原方加紫雪丹二钱,冲服,再服两剂。

三诊　加紫雪丹后,热少降,但能安枕,大便一次,口渴少止。

鲜生地五钱,鲜茅根五钱,赤芍药二钱,赤茯苓三钱,生石膏五钱,肥知母(米炒)二钱,真川连二钱,条黄芩二钱,淡竹叶二钱,天花粉四钱,佩兰叶三钱,山栀衣二钱,甘草梢一钱。

局方至宝丹一丸,白开水化服。

方义

退热防腐药,均与前方同,另加佩兰,芳香去垢也,局方至宝丹为治伤寒之特效药。

四诊　体温降至三十八度一,舌苔渐退,大便通畅色黑。再服局方至宝丹二丸,分两日服。

五诊　体温晨间三十七度四,入暮三十八度,大便微溏,咽痒欲咳,现已入于痂皮脱落时期,更宜注意。

鲜生地五钱,鲜茅根五钱,赤芍药三钱,赤茯苓三钱,粉丹皮二钱,真川连二钱,条黄芩二钱,炙白前一钱半,炙前胡一钱半,白杏仁二钱,白薏仁四钱,炒紫菀二钱,广皮炭三钱,苦桔梗一钱半,海浮石三钱,旋覆花二钱同布包,佩兰叶三钱,生麦芽三钱,生谷芽三钱。

方义

生地、茅根、赤芍、丹皮、川连、黄芩,退热,防腐;前胡、白前、桔梗、紫菀、杏仁、广皮、海浮石、旋覆花,治咳,祛痰;佩兰、谷芽、麦芽,生发胃气。

六诊　前方服两剂,体温最高至三十七度六,仍咳有痰,气弱心跳。

炙白前一钱半,炙前胡一钱半,海浮石三钱,半夏二钱同布包,旋覆花二钱同布包,黛蛤散三钱,苦桔梗一钱半,白杏仁(去皮尖炒)二钱,白茅根四钱,赤芍药二钱,焦远志三钱,西洋参一钱半,佩兰叶三钱,代代花一钱半,玫瑰花一钱半,生麦芽三钱,生谷芽三钱,炙广皮一钱半,炙紫菀一钱半,真川连一钱半,条黄芩二钱。

方义

退热防腐药仍用茅根、赤芍、条芩、川连,治咳祛痰用前胡、白前、桔梗、杏仁、紫菀、广皮、旋覆花、海浮石、半夏、黛蛤散,开胃用玫瑰花、代代花、佩兰叶、生谷芽、生麦芽、西洋参、焦远志,则略助体功。

七诊　体温已正常,咳亦减少,略进饮食,身弱气短,拟用治咳,祛痰,开胃,强心,善后方。

浙贝母二钱,川贝母二钱,北沙参二钱,南沙参二钱,炙白前一钱半,炙紫菀一钱半,化橘红一钱,焦远志三钱,西洋参二钱,佩兰叶三钱,代代花一钱半,玫瑰花一钱半,苦桔梗一钱半,生麦芽三钱,生谷芽三钱,半夏二钱,枇杷叶二钱去毛同布包,白杏仁二钱。

方义

本方改用川贝母、浙贝母、南沙参、北沙参,可增助肺气,治咳收功,余药与六诊方同。

按　伤寒一症,颇为难治,稍不慎用,能致死亡,本病总计诊治七次,服药十四日,不足半月,竟然大愈,实为师门诊查细心,用药精密之故也。

【解析】

肠伤寒一病,属于国家乙类传染病,目前由于卫生状况较前好转,现已很少见到,西医流行病学、病理生理及治疗虽进步很多,但基础病变及治疗原则并无太大变化,与祝谌予先生当初阐述相似,感兴趣的读者可以参考专业书籍,此处仍就该验案进行解析。

该患者青年发病,病程比较典型,初期(相当于西医分期的初期、极期)以发热为主,伴有便秘,由于伤寒杆菌内毒素作用于中枢神经系统导致"神倦嗜眠,头痛",体征可见"伤寒舌"(舌尖与舌缘的舌质红,苔厚腻),即祝老所述"苔垢,舌尖苔脱褪呈三角形是为伤寒症"。在无化验检查的当时,诊断如此准确,实属不易。诊断既明,此案辨证用药符合施今墨先生一贯主张的分阶段用药及"×清×解"治疗原则,处方中荟萃了白虎汤、栀子豉汤等名方。患者发热六日而渴,伴有便秘,表证未尽,热邪已入中焦,且出现"神倦嗜眠,头痛"等症,有入下焦的趋势,病变急骤,三焦弥漫。施今墨先生以鲜芦根(即原方中之"鲜苇根")、鲜茅根配合白虎汤、栀子豉汤生津退热,此为施今墨先生独特退热经验;再予黄芩、黄连清燥中焦湿热,所谓黄连有"厚肠"之用,即其可以杀菌,保护肠道;竹叶、薄荷轻清解表并治头痛;连翘、天花粉均有清热解毒作用,施今墨先生善用连翘于各类温病初期,用天花粉止渴生津;桑枝、桑叶,施今墨先生善用其治疗外感关节酸痛;赤芍药、赤茯苓为施今墨先生用于治疗血热夹瘀所致小便黄赤量少或不利之对药,此处通过用药可以推断出祝谌予先生记述症状的省文。初诊后热势稍减,大便仍不通,虽初诊利小便给邪以出路,但热势乖张,此时必须通腑泄热,施今墨先生果断加用紫雪丹通腑退热,局方至宝丹为施今墨先生经验用药,对治疗伤寒有特效;此后病势出现转机,体温渐退,大便通畅,"色黑便溏"不除外消化道出血可能,说明此时进入结痂脱落期,病情似安,其实更加凶险,随时有穿孔大出血的可能,故祝谌予先生谆谆教诲"更宜注意"。用药稍有变化,以清血分热和胃肠积热为主,并加入止咳祛痰和顾护中焦脾胃的药物,其中佩兰、玫瑰花、代代花施今墨先生常用其芳香醒脾,谷芽、麦芽生发胃气,启脾开胃,施今墨先生常用于病症后期体质虚弱,调理增进饮食之用;此处用西洋参、焦远志有强心的功用,且施今墨先生习用焦远志,认为远志炒焦则避免远志皂苷刺激胃黏膜诱发恶心等不适。通过分析我们发现,施今墨先生用药治疗肠伤寒初期仍以"×清×解"为法,并根据病情变化调整用药,前期以清热解毒祛邪为主,并注重给邪以出路,后期随着病情逐渐好转,逐渐减少清热解毒及通利之品,加入顾护脾胃药物,最后补益脾肺收功。但全程紧紧抓住病机,注意保护肠道,防止危重症的发生,用药不仅紧扣中医病机,也符合西医治疗原则,体现了施今墨先生高超的辨证论治和中西医结合水平。施今墨先生在中医用药比例"定量"方面做了探索，也为中医治疗烈性传染病积累了经验，提供了范例。

（二）副伤寒

本病原体为副伤寒菌，亦由传染所得，有 A 型菌与 B 型菌之别。

A 型者，经过颇似轻性伤寒，预后佳良，用退热、解毒剂，迅速痊愈。

B 型者，亦与伤寒相似，体温上升多不能持续至四周之久，初起恶寒战栗发热，是与正性伤寒不同之点，本病亦有蔷薇疹、脾肝大、食欲减退，间有肠出血及腹膜炎诸症，但预后多佳良。

疗法与伤寒同，初用退热法，继投以解毒消肿防腐剂，末以调治胃肠为善后法。

医案

丁君二十余岁，发热三十九度四，汗出不解，恶寒战栗，口干而渴，大便溏泻，小便赤少，四五日不得安眠。

鲜茅根一两，鲜苇根一两，竹叶二钱，豆黄卷五钱，炒山栀二钱，赤芍药三钱，赤茯苓三钱，连翘三钱，条黄芩三钱，真川连二钱，炒麦芽五钱，佩兰三钱，炒花粉三钱，鲜生地三钱。

方义

鲜苇根、豆黄卷、山栀退表热，鲜茅根、生地、赤芍、连翘清里热，黄芩、川连退热防肠腐，赤茯苓、竹叶清热利水，花粉清热止渴，佩兰、麦芽芳香调胃。

二诊　表邪将去，里热未清，体温三十八度六，口渴思饮，大便色黑微溏，腹胀而疼，已能安枕，再进清热退烧止渴消炎剂。

鲜生地一两，鲜茅根一两，赤芍药三钱，赤茯苓三钱，天花粉四钱，竹叶二钱，真川连二钱，生石膏五钱，条黄芩三钱，知母二钱（粳米百粒同布包），佩兰叶三钱，生麦芽三钱，生谷芽三钱，炙草梢一钱，紫雪丹二钱（分两次冲服）。

方义

紫雪丹、鲜茅根、生地、赤芍、知母为退烧药，芩连清热防腐，花粉、石膏清热止渴，草梢、赤茯苓、竹叶清热利水，佩兰、生谷芽、生麦芽生发胃气。

三诊　服前方后，病者感觉体内极为舒适，体温早退暮升，大便已不溏泻,口渴亦减。

局方至宝丹每日一丸,服两日。

四诊　诸症均退,体温如常,但有时气短心跳,颇思饮食而不喜下咽,此乃胃气将复之象,拟清余热,调胃肠,助心气法。

生麦芽三钱,生谷芽三钱,代代花一钱半,玫瑰花一钱半,生内金三钱,佩兰叶三钱,西洋参一钱,苦桔梗一钱半,炒枳壳一钱半,焦远志二钱,酒条芩二钱,广皮炭二钱,淡竹叶二钱。

方义

本方为善后法,条芩、竹叶清其余热,谷芽、麦芽、玫瑰花、代代花、佩兰、生内金、苦桔梗、炒枳壳、广皮炭均为通调腑气,开胃进食药,洋参、远志略助正气。

（三）流行性感冒

流行性感冒,俗谓之伤风,病原体为流行性感冒菌,多自呼吸道侵入,传染力甚强,表现为发热、恶寒、头痛、背痛、骨痛、精神倦怠、食欲减退,常常并发咽头炎、喉头炎,及气管炎、支气管炎等症,重者能引起肺炎、腹膜炎症,如兼有呕吐便秘或下利,则名之曰胃肠性流行感冒。本病来势汹汹,但用药适当,去之极易,初起用发汗退热法,继投以清解剂,无不痊愈。

医案

赵左,年二十余岁,身体素健,日昨感受风寒,发热三十九度半,脊背时冷,头痛,身痛,四肢酸楚,胸闷,食欲不振,大便干,小便赤,拟用退热祛风法。

鲜茅根五钱,鲜苇根一两,桑枝八钱,桑叶二钱,蔓荆子(炒)一钱半,白僵蚕(炒)一钱半,薄荷梗一钱半,山栀一钱半,淡豆豉四钱,苦桔梗一钱半,白杏仁二钱,薤白二钱,青连翘三钱,忍冬藤四钱,炒芥穗一钱半,枳壳一钱半。

方义

本方以苇根、茅根、山栀、豆豉退热,芥穗、薄荷、桑叶、蔓荆子、白僵蚕祛风治头痛,桑枝治身痛及四肢酸楚,连翘、忍冬藤清热解毒通络,苦桔梗、炒枳壳、薤白、杏仁通调腑气。

二诊　服药后,热退,痛除,唯食欲仍未思进,头时晕沉,拟清内热,调胃肠法。

代代花一钱半,厚朴花一钱半,酒条黄芩二钱,赤芍二钱,赤茯苓三钱,佩兰叶三钱,焦内金三钱,炒麦芽三钱,炒谷芽三钱,苦桔梗一钱半,炒枳壳一钱半,白杏仁二钱,薤白头二钱,青连翘三钱,天花粉二钱。

方义

芳香化浊法,可开胃口,故用厚朴花、代代花、佩兰叶,消除积滞用焦内金及谷麦芽,以条芩同赤茯苓、赤芍药、连翘、天花粉清其余热,桔梗、枳壳、杏仁、薤白通调胃肠。

(四)流行性脑脊髓膜炎

流行性脑脊髓膜炎,中医旧说名之曰惊风、惊痫、痉。命名殊欠明了,缘本病由于吸入传染脑脊髓膜炎球菌所致,并非受惊或受风也。

本病流行,多在冬春寒冷之际,其潜伏期不定,前驱症亦少,通常以头痛、呕吐、寒战而起病,体温上升后,头部剧烈疼痛,呕吐,眩晕,项部强直,角弓反张,知觉始则过敏,继则麻痹,重听,谵语,瞳孔缩小,脉搏初起颇迟而强实,不与体温成正比,如见数次,则死期将至矣。

血管受管壁神经之刺激,起特殊变化,以指甲轻划病者下肢皮肤,则显赤色条纹,甚则隆起,经久不消,此为本病特有现象。

本病死亡率很高,幸而痊愈,亦时有残留头痛、耳聋、哑或目盲等。

治以消炎、退热、清脑及舒展神经法。

医案

吕童,三岁,发高热,初起头痛,呕吐,继则角弓反张,昏不知人,流行性脑脊髓膜炎症。

龙胆草(酒炒)八分,白僵蚕(炒)一钱半,酒地龙一钱半,干蝎尾一钱,全蜈蚣一条,双钩藤二钱,西洋参一钱,首乌藤三钱,白蒺藜三钱,黄菊花二钱,杭白芍三钱(酒炒),鲜生地二钱,大生地二钱,炙甘草八分,青连翘二钱

另取当门子半分,西牛黄一分,羚羊角粉二分,研细末分两次随药冲服。

牛黄、羚羊角、龙胆草、钩藤镇脑消炎,当门子、僵蚕、地龙、蝎尾、蜈蚣、杭白芍舒展神经,通调血络,首乌藤、白蒺藜、菊花、连翘清热安脑,生地、西洋参增助体力。

二诊 服药后,诸症均减,角弓反张之状亦不再现,唯头痛时作,体力觉

弱,神志时清时昏,高热渐退,再进镇脑消炎,舒展神经法。

龙胆草八分,双钩藤二钱,酒地龙一钱半,杭白芍三钱,川郁金一钱半,节菖蒲一钱,白蒺藜三钱,首乌藤三钱,黄菊花二钱,青连翘二钱,大生地二钱,西洋参一钱,焦远志一钱半,明玳瑁一钱半,夏枯草一钱,白僵蚕(炒)一钱半。

羚羊角粉二分,分两次冲服。

方义

羚羊角、龙胆草、钩藤、玳瑁镇脑消炎,僵蚕、地龙、杭白芍舒展神经,通调血络,首乌藤、白蒺藜、菊花、连翘清热安脑,生地、西洋参、远志增助体力,郁金、菖蒲芳香通窍。

三诊 前方连服两剂,热下降,头痛止,神志已清,唯倦怠思睡,此为病退,原气未复之象。

青连翘二钱,菊花二钱,焦远志一钱半,西洋参一钱半,白蒺藜三钱,钩藤二钱,制首乌三钱,紫贝齿五钱,大生地三钱,玄参三钱,原寸冬一钱半,杭白芍二钱,炙甘草五分。

按 流行性脑脊髓膜炎症,急应速治,且用药准确适达病所,方能痊可,若治疗过迟,或用药粗率,鲜有不死亡者。

(五)丹毒

《备急千金要方》所谓之"鸡冠丹",《诸病源候论》所谓之"赤丹""火丹"等,均为丹毒之别称,本病因患处肤色赤,如涂以丹者,故名之曰丹毒。

病原体常自皮肤及黏膜之小创伤侵入,最易见于颜面,俗谓大头瘟,其见于头部及四肢局部者,俗谓流丹,潜伏期颇短,前驱症状为食欲不振,四肢倦怠,发病时以恶寒战栗而发热,皮肤发赤肿胀疼痛,患处表面多滑而有光泽,且有不规则之边缘境界,往往并发呕吐下利诸症。

丹毒分游走性、黏膜性、水疱性、脓胞性及坏疽性,但治法则统用退热、清血、解毒、消炎法,兼注射丹毒血清,其效愈速。

医案

张左,年四十余岁,发热恶寒已两日,颜面种赤而痛,呻吟不绝,食欲减少,大便不畅,小便短赤,渴不思饮,拟用退热、解毒、清血、消炎止痛法。

鲜茅根五钱,鲜苇根一尺,桑叶二钱,紫草茸一钱半,紫花地丁三钱,赤芍三钱,赤茯苓三钱,忍冬藤三钱,金银花三钱,连翘三钱,黑芥穗二钱,板蓝根二钱,淡豆豉四钱,蝉蜕一钱半,山栀衣二钱,甘中黄二钱,蒲公英三钱,牡丹皮二钱,鲜生地五钱,牛蒡子二钱。

方义

鲜苇根、淡豆豉、山栀衣、桑叶、蝉蜕为祛表邪退热药,茅根、生地、黑芥穗、赤芍、赤茯苓、忍冬藤、金银花、连翘、紫花地丁、紫草、牡丹皮、甘中黄、板蓝根、蒲公英、牛蒡子均为清血解毒、止痛、退热药。

二诊　热渐退,红肿处未见消,痛微止。

原方加犀角粉五分分两次冲服(现用水牛角代),再服两剂。

三诊　热退,肿消,痛止,毒清,唯大便不畅,小便赤黄,食欲不振,体力觉弱,再进通调肠胃,消减余焰之善后方。

大生地三钱,鲜生地三钱,赤芍药三钱,赤茯苓三钱,连翘三钱,忍冬藤二钱,金银花二钱,大黄炭一钱半,全瓜蒌六钱(风化硝二钱同捣),牡丹皮二钱,佩兰叶三钱,代代花一钱半,厚朴花一钱半,生内金三钱,稻芽五钱,甘中黄一钱半。

方义

生地、赤芍、赤茯苓、连翘、忍冬藤、金银花、牡丹皮、甘中黄清血热,消余毒,佩兰、稻芽、厚朴花、代代花、生内金生发胃气。

此方又连服三剂,即已大愈。

(六)疟疾

旧论疟疾,有云为风邪受于半表半里之间者,有云为鬼厉作祟者,其实均非,本病为蚊虫传染所得,疟原虫存于蚊虫体内,乃以有性生殖而逐渐分裂,后集存于蚊之唾腺内,借咬刺之机会,传染于人体,疟原虫入于血液,再为无性生殖,遂致寒热,因原虫种类不一,其症状亦不相类,有隔日一发者,有三日一发者,有每日一发者,发作有定时,先为恶寒战栗,其后即发四十度以上之高热,口渴头痛,脉搏实洪,经数小时后,汗出热解,脾脏肿大,为本病特征。

恶性疟多见于热带,常致死亡,往往因虚脱,昏睡谵妄,重性下利,及呕吐,肝脏脓疡,黄疸,痉挛发作,衰弱而死。

本病治疗,以杀菌,退热,兼助体功法,无不痊愈。

医案

刘女士,年二十余岁,间日疟已发三次,恶寒,发热,口渴,头痛,胸间堵闷,食欲不振,拟用杀菌退热法。

赤白芍各三钱(银柴胡一钱半同炒),鲜生地三钱,大生地三钱,知母二钱,桂枝木五分,清半夏三钱,常山苗一钱半,酒黄芩三钱,煨草果一钱半,鲜茅根四钱,鲜苇根一尺,生鳖甲四钱,丹参二钱,牡丹皮二钱,生石膏三钱,西洋参一钱半,炙甘草一钱。

方义

常山、草果、半夏、柴胡均有杀疟原虫之力,赤白芍、桂枝木、酒黄芩、知母、牡丹皮、鳖甲、生地、茅根、苇根均为退热药,丹参活血消脾脏肿,甘草调和诸药。

二诊　前方连服两剂,寒热均退,头痛愈,渴亦止,唯体力觉弱,食欲不振,再拟开胃进食,兼助体功法。

代代花一钱半,玫瑰花一钱半,佩兰叶三钱,西洋参一钱半,焦远志二钱,生内金三钱,生麦芽三钱,生谷芽三钱,炒枳壳一钱半,苦桔梗一钱半,紫丹参三钱,何首乌三钱,赤芍二钱,白芍二钱。

方义

玫瑰花、代代花、生麦芽、生谷芽、生内金、佩兰叶生发胃气,芳香进食,西洋参、远志、赤芍、白芍增强体力,枳壳、桔梗升清降浊,丹参消脾脏之余肿。

按　初诊病者频述疟疾之苦,师门嘱以静养勿躁,并告之服两剂后即可大愈,病者尚不相信,二诊时病者竟亲自出迎,并赞师门处方之精湛,国药之奇效,感谢之声不绝于口,语云"用当通神",余深知不谬也。

（七）猩红热

猩红热,昔名"烂喉痧",本病多由传染所得,侵入门户为鼻腔及咽喉部,潜伏期三至十一日,前驱症状为呕吐,头痛,体温上升,脉搏频数,颊部潮红,咽头赤肿,舌上有白色厚苔,数小时或一昼夜后,即进入发疹期,初见于头部,次及胸、项、四肢各部,以致满布全身,现鲜红色微细点状,一两日后互相融合,但口唇周围及颐部无疹而呈苍白色,三四日后,舌现鲜红,名曰覆盆子舌,是为本病特征,发疹经三五日后,依发生之顺序,逐渐退失,表皮落屑,体温下降,本期为传染力最大时期,不可轻视,宜将病者所用诸物,均加消毒为要。

本病常有并发症,如中耳炎、白喉、偻麻质斯、肺炎及关节炎诸症。

治法以退热,清血,解毒,兼注射猩红热血清,收效益速。

医案

胡男,年四十余岁,高热两日,头、项、胸部已现猩红色细疹,咽痛,口渴,神倦思睡,大便五日未行。

鲜茅根五钱,鲜苇根一两,忍冬藤三钱,金银花三钱,紫花地丁三钱,紫草茸二钱,青连翘三钱,紫浮萍一钱半,蝉蜕一钱半,赤芍三钱,黑芥穗二钱,甘中黄二钱,炒香豉四钱,山栀皮二钱,霜桑叶三钱,牡丹皮二钱,牛蒡子二钱,板蓝根三钱,大青叶二钱。

方义

鲜茅根、鲜苇根、炒香豉、山栀皮、蝉蜕、桑叶、浮萍、黑芥穗退热透表,紫花地丁、紫草茸、连翘、忍冬、赤芍、牡丹皮、甘中黄、牛蒡子、板蓝根等清血解毒治咽痛。

二诊　前方服一剂,猩红细疹,满布全身,此为毒邪外出之象,高热稍降,咽头仍痛,口渴,不食便结,再进清血解毒退热剂。

鲜茅根五钱,鲜苇根一两,鲜生地五钱,蒲公英三钱,紫草茸一钱半,苦桔梗一钱半,炒枳壳一钱半,赤芍三钱,牡丹皮二钱,牛蒡子二钱,板蓝根二钱,青连翘三钱,酒条芩二钱,甘中黄二钱,乌犀角粉五分(现用水牛角代),忍冬藤三钱,金银花三钱。

方义

犀角地黄汤为清血解毒剂之最有力者,故本方用之为主干,再加赤芍、牡丹皮、连翘、忍冬、紫草茸、甘中黄辅佐其力,蒲公英、板蓝根、牛蒡子解毒治咽痛,苇根、茅根、条芩退热止渴,苦桔梗、炒枳壳升清降浊。

三诊　前方仍服一剂,胸项细疹已现退象,高热下降为三十七度八,大便通而不畅,仍不思食,咽痛稍减,微咳,仍进清血解毒退热剂。

鲜生地五钱,鲜茅根五钱,酒条芩三钱,赤芍三钱,牡丹皮二钱,青连翘三钱,紫草茸一钱半,苦桔梗一钱半,甘中黄二钱,白杏仁二钱,干薤白二钱,炒枳壳一钱半,锦灯笼二钱,橄榄核三钱,黑芥穗二钱,炙白前一钱半,炙前胡一钱半,炙广陈皮一钱半,炙紫菀一钱半,蒲公英三钱,牛蒡子二钱。

方义

茅根、生地、赤芍、牡丹皮、连翘、酒条芩、紫草、黑芥穗、甘中黄退热清血解毒,锦灯笼、橄榄核、蒲公英、牛蒡子消炎治咽痛,炙前胡、白前、炙紫菀、广陈皮、杏仁、桔梗治咳,薤白、枳壳通调腑气。

四诊 前方连服两剂,猩红细疹,均已退净,表皮渐渐落屑,体温三十七度,咽痛已止,咳嗽未减,大便虽通,仍不思食。

炙白前一钱半,炙前胡一钱半,代代花一钱半,玫瑰花一钱半,杏仁二钱,旋覆花二钱(半夏二钱同布包),炙广陈皮一钱半,炙紫菀一钱半,薤白头二钱,稻芽五钱,苦桔梗一钱半,佩兰叶三钱,炒枳壳一钱半,赤芍二钱,生内金三钱,海浮石三钱(苏子一钱半同布包),鲜生地三钱,大生地三钱,桑叶一钱半,炙桑白皮一钱半。

方义

前胡、白前、广陈皮、紫菀、杏仁、苏子、桑叶、桔梗、海浮石、旋覆花、半夏、桑白皮止咳祛痰,生地、赤芍清血内之余毒,佩兰、稻芽、生内金、薤白、枳壳、玫瑰花、代代花芳香开胃,通调腑气。

五诊 前方服两剂,咳减,痰少,略思饮食,唯觉气短身弱,此为病邪已退,正气未复之象也。

炙紫菀一钱半,炙白前一钱半,炙广陈皮一钱半,炙苏子一钱半,旋覆花二钱(半夏二钱同布包),黛蛤散三钱(海浮石三钱同布包),代代花一钱半,玫瑰花一钱半,焦远志二钱,西洋参一钱,生内金三钱,杭白芍三钱,白杏仁二钱,生麦芽三钱,生谷芽三钱,薤白头二钱,佩兰叶三钱,铁石斛三钱,金石斛三钱。

方义

本方为善后方,白前、紫菀、广陈皮、苏子、杏仁、桔梗、旋覆花、半夏、黛蛤散、海浮石消气管之余炎,玫瑰花、代代花、佩兰叶、生内金、生麦芽、生谷芽、薤白、枳壳生发胃气,芳香进食,远志、西洋参略强心气,增助体功。

按 猩红热症,变化甚多,处方稍不精密,即成大错,师门治疗此病,细心周详前后方法,步骤井然,可为本病治疗法之准绳也。

（八）风疹（一名温疹）

风疹多发于春日，三岁至十二岁之孩童罹之最多，本病初起，极易治愈，但误投下剂或补剂，常致死亡，为父母者，宜多注意也。

发疹前有恶寒，发热，食欲不振，眼胞含泪，耳边及手梢发凉，烦躁易哭，一两日后，发疹先自颜面起，渐次下行，以致满布全身，体温三十七度至三十八度之间，发疹第三四日，渐渐消退，预后极佳。

医案

王姓小孩，发热一日，烦躁不安，眼胞含泪，耳边手梢均凉，此为将发风疹之象，拟用疏表清里剂。

鲜茅根四钱，鲜苇根一尺，浮萍一钱半，薄荷梗一钱半，蝉蜕一钱半，淡豆豉三钱，山栀一钱半，炒荆芥一钱半，忍冬藤三钱，青连翘三钱，桑枝四钱，桑叶二钱。

二诊　药服一剂，疹即发出，体温三十七度八，拟用退热解毒剂。

鲜茅根四钱，鲜苇根一尺，浮萍一钱半，淡豆豉三钱，炒山栀一钱半，赤芍二钱，赤茯苓三钱，桑枝四钱，桑叶二钱，紫花地丁三钱，紫草茸一钱半，忍冬藤二钱，金银花二钱，甘中黄一钱半，蝉蜕一钱半，炒牡丹皮二钱，青连翘三钱。

方义

茅根、苇根、豆豉、山栀、浮萍、蝉蜕、桑叶、桑枝疏表退热，赤芍、赤茯苓、紫草、紫花地丁、牡丹皮、忍冬藤、金银花、连翘、甘中黄清血解毒。

按　此方连服两剂，热降疹退，病家以小孩服药不易，遂未再服，吃粥数日，即告大瘥。

（九）麻疹

麻疹之俗名甚多，各地称谓不一，近世皆以"麻疹"两字为本病之标准病名，本书亦从习惯用之。

本病病原体，有谓为原虫者，有谓为杆菌者，至今尚无定论，总之皆由传染而得，多发于春冬两季，一度感染，可长期免疫，潜伏期约十日，体温微高，烦躁喜哭，渐渐则发三十九度至四十度之高热，各处黏膜均起炎症，如结膜炎、鼻黏膜炎、气管炎等，两眼羞明、肿赤，时时流泪，封目不开，涕液增多（此症为与风疹辨别之点），微咳，再次则结膜、鼻腔、咽头、扁桃体、软口盖软口盖及硬口盖等处,发生本病固有之内疹,是时咳嗽声嘶,咽痛难咽,不食不眠,二三日后,外疹见于皮肤之上,先见于两颊及耳后,渐及颜面,而后头颈、项,至躯干、四肢,其形如麻粒,色红,间有如痘大者,形尖稀疏,渐次稠密,有颗粒而无盘晕,微起泛而不生浆,此与痘异,迄疹满布全身,是已透发极点,渐渐入于退行期,疹色由绛转淡,诸症均减,热亦退降,经过落屑期后,即为痊愈。

以上所论,均为顺行,若转肺炎、中耳炎,或兼发痘疮,或变下利,或透发不出,或发而早退,是为逆象,均非良兆也。

治法初起用透发退热剂,继而投以清血、败毒、退热、消炎诸药,再次则应注意并发症之治疗,末以消灭余焰,调补身体,为善后法。

医案

徐姓童,发高热三十九度二,结膜肿赤,流泪羞明,涕多,咳嗽,相对白齿之颊黏膜上,生有小白水疱,绕以赤晕,咽痛难咽,烦躁易哭,症现麻疹之"内疹期"矣,拟用透发、消炎、退热、解毒法。

鲜茅根四钱,鲜苇根一尺,炒芥穗一钱半,蝉蜕一钱半,蒲公英三钱,甘中黄一钱半,桑枝四钱,桑叶二钱,薄荷梗一钱半,炒香豉三钱,忍冬藤三钱,紫浮萍一钱半,青连翘三钱,山栀皮一钱半,炙紫菀一钱半,炙前胡一钱半,苦桔梗一钱半,白杏仁二钱。

方义

苇根、茅根、芥穗、浮萍、蝉蜕薄荷、桑叶、香豉、山栀均为发疹退热药,蒲公英、甘中黄、前胡、紫菀、苦桔梗、杏仁、忍冬藤、连翘均为消炎解毒药。

二诊 连服两剂,外疹已现,疹色鲜红,是为佳象,前方稍去表药,再加清血药即可。

鲜茅根四钱,鲜苇根一尺,蝉蜕一钱半,紫浮萍一钱,炒赤芍二钱,紫草茸一钱半,蒲公英三钱,甘中黄一钱半,青连翘三钱,忍冬藤三钱,霜桑叶二钱,炙紫菀一钱半,炙前胡一钱半,苦桔梗一钱半,白桔仁二钱,炒香豉三钱,山栀衣一钱半,鲜生地四钱。

方义

苇根、茅根、豆豉、山栀退热,蝉蜕、浮萍、桑叶、清表余疹,赤芍、紫草茸、蒲公英、连翘、忍冬藤、甘中黄、鲜生地清血,解毒,前胡、紫菀、杏仁、桔梗消气管炎。

　　三诊　又服两剂，疹已出透，满布全身，结膜红肿，以致封眼，咳嗽较多，口渴思饮，宜防转肺炎。

　　鲜生地四钱，鲜茅根四钱，赤芍二钱，赤茯苓三钱，炙白前一钱半，炙前胡一钱半，青连翘三钱，滁菊花二钱，炙麻黄二分，白杏仁二钱，牡丹皮二钱，紫花地丁三钱，紫草茸一钱半，苦桔梗一钱半，天花粉三钱，生石膏二钱，炙紫菀一钱半，炙甘草五分。

　　方义

　　茅根、生地、赤芍、赤茯苓、连翘、菊花、牡丹皮、天花粉退热解毒，清血止渴，前胡、白前、桔梗、紫菀合麻杏石甘汤引邪外出防转肺炎。

　　四诊　前方仍服两剂，咳嗽已减，热亦渐退，可保不发肺炎矣。结膜仍肿而赤，麻疹已有退象，如此顺行，不难痊愈也。

　　鲜生地三钱，大生地三钱，半夏一钱半（枇杷叶二钱去毛同布包），桑白皮一钱半，桑叶一钱半，苦桔梗一钱半，赤芍二钱，赤茯苓三钱，淡竹叶二钱，杏仁二钱，酒条芩一钱半，白茅根三钱，金银花三钱，牡丹皮二钱，青连翘三钱，乌犀角粉四分（现用水牛角代），甘中黄一钱半，菊花三钱。

　　方义

　　生地、茅根、牡丹皮、赤芍、竹叶、条芩、赤茯苓、甘中黄退余热，清血毒，连翘、菊花、金银花消结膜炎，解毒热，前胡、白前、桑叶、桑白皮、杏仁、半夏、枇杷叶消气管炎，犀角粉（现用水牛角代）清血中余毒，以防后患。

　　五诊　咳已不多，热亦退降，结膜红肿渐消，麻疹已退七成，舌苔黄垢，不甚思食，此为病愈前即有停滞之故。

　　浙贝母一钱半，川贝母一钱半，炙紫菀一钱半，炙白前一钱半，白杏仁二钱，代代花一钱半，厚朴花一钱半，佩兰叶三钱，炒枳壳一钱半，苦桔梗一钱半，大生地三钱，鲜生地三钱，牡丹皮二钱，赤芍二钱（土炒），白芍二钱（土炒），半夏一钱半（枇杷叶二钱去毛同布包），焦内金三钱，广陈皮炭二钱，炒麦芽三钱，炒谷芽三钱，酒条芩二钱，青连翘三钱，滁菊花二钱。

　　方义

　　本方加川贝母、浙贝母稍敛肺气，枳壳、内金、谷芽、麦芽、厚朴花、代代花、佩兰消化停滞，芳香化浊，其余诸药与前方同。

六诊　咳嗽已无,疹已退净,大便畅通两次,积食均下,唯体温仍未如常,每日早退暮升,约于三十七度七八之间,体功现弱,此为病邪已退,正气未复,血虚而发热也。

大生地三钱,鲜生地三钱,赤芍二钱,白芍二钱,麦门冬二钱,生鳖甲三钱,焦远志二钱,西洋参一钱,生内金三钱,生麦芽三钱,生谷芽三钱,牡丹皮二钱,代代花一钱半,玫瑰花一钱半,肥玉竹三钱,东白薇二钱,地骨皮二钱,阿胶珠二钱,盐玄参三钱,佩兰叶三钱。

方义

本方为善后方,故用麦冬、鳖甲、赤芍、白芍、西洋参、焦远志、地骨皮、东白薇、阿胶珠、肥玉竹、牡丹皮、生地、玄参,诸药养血,强心,退热滋阴,玫瑰花、代代花、生内金、谷芽、麦芽、佩兰叶开胃,增食。

(十)痘疮(又名天花)

种牛痘法未入我国之先,每年死于天花之幼童,不计其数,自由西医传入种牛痘之法后,本病已不多见,民国二十四年春季,一度发现壮年感染天花,求其来因,皆由传染而得,恶寒,战栗,头痛,身痛,或呕吐,或下利,是为本病之前驱症,发病之次日,下腹部及上腿内部,现有猩红热样或麻疹样之前驱疹,其后体温一度下降,而成固有之发疹期,颜面首先现有针头大之红色斑,次第发于躯干、四肢,二十四小时内即蔓延全身,发疹渐增大如豌豆,表面凸起成丘疹状,于第六日成为水疱,中央凹陷,是为"痘疮脐窝",至八九日入于"化脓期",体温再度上升,水疱变成脓疱,周围底盘有红晕,是时极为刺痒,第十一二日,依发生之次序而渐干燥至结痂,刺痒更甚,如若搔破,日后即成"麻子",第十六日后,即开始落屑,成褐赤色之斑点,日渐退降,至于平复为止。

普通治疗以退热,解毒,活血为主,稍不慎重,易致死亡。

本病与麻疹、风疹、水痘极不相同,天花有定型经过,发疹皆为成对而出,且先发于眼旁,一定时期水疱化脓(俗谓灌浆),他病则否,是为辨异点。

医案

邹君,年二十六岁,幼年未曾种痘,发热两日后,颜面骤生成对红点,是为痘疮也,急宜透发之。

鲜茅根五钱,鲜苇根一两,蝉蜕一钱半,浮萍一钱半,豆黄卷四钱,炒香豉四钱,绿豆二钱,桑叶二钱,炒芥穗二钱,赤小豆四钱,薄荷(梗)一钱半,赤芍二钱,紫草茸一钱半,紫花地丁三钱,甘中黄三钱,连翘三钱,山栀一钱半,忍冬藤四钱。

方义

苇根、茅根、豆豉、山栀、赤芍退热,豆卷、绿豆、薄荷、浮萍、蝉蜕、桑叶、芥穗、小豆透发痘疮,紫花地丁、紫草茸、连翘、甘中黄、忍冬藤解毒,清血。

二诊　一昼夜间,天花满布,颜面红斑,渐渐凸起,大小重叠,面目即不可辨,神昏谵语,情形颇为严重,急进重剂,以活血,解毒,退热为法。

鲜茅根五钱,鲜生地五钱,赤芍三钱,赤茯苓三钱,牡丹皮二钱,紫花地丁三钱,紫草茸一钱半,桃仁二钱,杏仁二钱,当归尾二钱,西红花五分,青连翘三钱,甘中黄三钱,苦桔梗一钱半,蝉蜕一钱半,紫浮萍一钱半,黑芥穗一钱半,藏葡萄三钱,猪尾尖血一匙合服。

乌犀角粉一钱(现用水牛角代),分两次冲服。

方义

本方以加味犀角地黄汤为主,再入甘中黄、连翘、紫花地丁、紫草茸、茅根、赤茯苓解毒退热,浮萍、蝉蜕、芥穗、藏葡萄透发余痘,猪尾尖血为活血解毒最有力者。

三诊　前方服两剂,痘已出透,渐成水疱,精神疲倦,懒于言语,且脉搏较数,此为心脏弱之征象,是乃病邪乍退,正气尚虚,拟用补正祛邪,双方并进,活血解毒之品,仍不可少,服一两剂后旋入于"化脓期",无须服药,善加调摄,即可大痊。

鲜生地五钱,鲜茅根五钱,赤芍三钱,赤茯苓三钱,当归尾二钱,桃仁二钱,杏仁二钱,酒川芎一钱半,蒲公英三钱,紫草茸一钱半,青连翘三钱,牡丹皮二钱,炒丹参四钱,甘中黄三钱,西红花五分,盐玄参四钱,麦门冬二钱,西洋参三钱,黄芪皮三钱,焦远志二钱。

方义

本方所用之活血解毒药,与前方同,又加玄参、麦冬、洋参、黄芪、远志滋阴助气诸药,补正祛邪,双方并进。

(十一)霍乱

霍乱又名"虎烈拉",原为译文,通俗仍以霍乱称之,本病为传染霍乱菌所致,常流行于夏秋之际,苍蝇为本病之媒介,误食被污染的不洁饮食之后,初起轻度下利,继而骤成剧烈之下利,及大量呕吐,粪便呈米泔汁样,肠如雷鸣,烦渴,颜貌憔悴,眼窝陷没,颧骨及鼻梁凸出,名曰"霍乱颜貌",手指螺纹肚塌下,四肢厥冷,声音嘶哑,心脏极弱,脉搏几不可触得,往往昏睡而死。

本病治疗宜早,急用大量强心止呕止泻剂,或能痊愈,通常夏季所见之上吐下泻、腹痛、烦乱,乃因多吃不洁之冷食而引起之急性胃肠炎,普通亦名之曰霍乱,其实非也,临证不可不细心审辨之。

医案

赵太太,三十余岁,夜间大吐大泻,肠鸣,烦渴,四肢厥冷,脉闭不出,形容憔悴,言语无声,此为霍乱急症,速用和阴阳,通表里,强心脏,助中气法。

大山参三钱,杭白芍四钱,桂枝木三钱,淡吴萸二钱,姜云连一钱半,茯神三钱,清半夏三钱,焦远志三钱,淡干姜三钱,炙甘草一钱,五味子一钱,西洋参(原皮)三钱,制附片三钱。

另用白扁豆四两煮汤先服,再用刀口上烧盐研细冲服。

方义

本方为附子理中汤加减,杭白芍、桂枝调和阴阳,大山参、西洋参、五味子生津液,助体力,半夏、吴茱萸、黄连、扁豆、刀口盐止呕,茯神、远志强心。

二诊　前方服一剂,六脉已出,吐泻少止,烦躁不得卧,再进强心、助气、止泻、止呕法。

杭白芍五钱(桂枝木一钱半同炒不去),炒黄连一钱半,炒吴萸二钱,别直参三钱,荜澄茄一钱,焦远志三钱,制附片二钱,干姜炭一钱,姜半夏三钱,云茯神三钱,五味子一钱,炙甘草一钱。

另用伏龙肝二两,白通草一两,白扁豆二两,石莲肉二两,北米一两煮汤代水煎药。

方义

本方与前方大意相同,大山参换别直参,荜澄茄杀菌,温中,石莲肉止泻,伏龙肝止呕,北米除烦和胃。

附记　本方连服两剂,呕泻均止,情形良好,赵太太命其少君亲身来谢,极赞师门经验宏富,遇此急症,处之坦然,细心拟方,效如桴鼓,由此可证中医中药亦能治疗急性传染病也。

（十二）水痘

本病病原体未明，极易侵犯小儿，与天花绝不相同，天花为成对发生，水痘则散漫无定，且无天花之定型经过（如发疹期、化脓期、溃疡期等）。

水痘初起，有发热或不发热，渐之生有瘙痒性蔷薇疹，易见于胸部及毛发部（此点即与天花不同），其后发疹部即成水疱，中央形成脐窝，周围有赤晕，内容物透明，化脓者极少，干燥后不留瘢痕，皮疹概为渐次发生，常有已结成痂皮而他部尚为透明之水疱者，本病疗法，初起用透发法，继而投以解毒、清血、渗湿剂。

医案

郭小姐，年四岁，轻度发热，胸部发现水疱数粒，时欲搔痒，烦躁易哭，拟用透发法。

鲜苇根一尺，蝉蜕一钱半，紫浮萍一钱半，炒芥穗一钱半，豆黄卷四钱，山栀皮一钱半，苏薄荷一钱，防风炭一钱半，青连翘三钱，忍冬藤三钱，紫花地丁三钱，桑枝四钱，桑叶二钱。

方义

本方所用诸药，均为退热、透表、解毒、止痒剂。

二诊　前方服两剂，水痘渐次发生，再进解毒、清血、止痒、渗湿法。

赤芍药二钱，赤茯苓三钱，豆黄卷四钱，白苇根一尺，白通草一钱半，白杏仁二钱，紫草茸一钱，紫花地丁二钱，蝉蜕一钱半，防风炭一钱，黑芥穗一钱半，甘中黄一钱半，青连翘三钱，绿豆皮一钱半，鲜生地三钱，鲜茅根三钱。

方义

赤茯苓、豆卷、苇根、通草、杏仁、绿豆皮均为利湿、解毒药，蝉蜕、芥穗、防风炭可止痒，鲜茅根、生地、甘中黄、连翘、紫花地丁、紫草茸、赤芍解毒清血。

三诊　前方又服两剂，痒止，水痘渐次结痂，小便通畅，但大便已两日未行，拟用清血、解毒、利湿、通便法。

赤芍药二钱，赤茯苓三钱，炒牡丹皮二钱，绿豆衣一钱半，薤白头二钱，杏仁泥一钱半，桃仁泥一钱半，炒枳壳一钱半，苦桔梗一钱半，紫花地丁三钱，佩兰叶三钱，鲜生地三钱，鲜茅根三钱，青连翘三钱，炒麦芽三钱，炒谷芽三钱，甘中黄一钱半。

方义

赤茯苓、绿豆衣利湿,赤芍、牡丹皮、生地、茅根、连翘、桃仁、甘中黄清血解毒,炒谷芽、炒麦芽、佩兰、桔梗、枳壳、杏仁、薤白通调腑气,消化停积。

(十三)黑热病

黑热病,中医谓之痞证、癥证,近世以科学方法检查,始知为脾肝肿大,皆由于传染黑热病菌所致,本病潜伏期约二十日,突以战栗发热而发病,体温上升至三十九度以上,呈弛张或间歇型,头痛、呕吐、腹痛、痢疾、贫血,黏膜及皮肤出血,以致死亡。

本病治疗法,以消肿、退热、杀菌最为有效。

医案

郭小姐,年六岁,发热,恶寒,腹胀而痛,时欲呕吐,西医断为黑热病。

赤芍、白芍各三钱(醋柴胡一钱半同炒不去),鲜生地四钱,鲜茅根四钱,竹茹二钱,竹叶二钱,酒条黄芩二钱,清半夏三钱(炒),香豉三钱,山栀一钱半,广陈皮炭三钱,炒牡丹皮二钱,炒丹参二钱,蝉蜕一钱半,桃仁二钱,杏仁二钱,炙甘草五分。

方义

本方以小柴胡汤为主,因柴胡能杀菌、消肿、退热之故也,茅根、生地、竹叶、竹茹、山栀、豆豉、蝉蜕、牡丹皮皆为退热药,丹参、桃仁、杏仁可消脾肝之肿。

二诊　腹胀未消,下午仍热,大便不通已五日,乃前方力薄,未达病所也。

鲜生地四钱,鲜茅根四钱,赤芍、白芍各二钱(醋柴胡一钱半同炒不去),杏仁二钱,桃仁二钱,炮甲珠二钱,郁李仁二钱,清半夏三钱,鳖甲四钱,炒山栀一钱半,炒牡丹皮二钱,炒丹参二钱,蓬莪术一钱半,青蒿一钱,酒黄芩二钱,淡竹叶二钱,炙甘草五分。

方义

本方仍以小柴胡汤为主,再加青蒿、鳖甲退热,炮甲珠、蓬莪术消肿,郁李仁润肠通便。

三诊　热渐退,腹渐软,大便一次,量极少。

赤芍、白芍各二钱(醋柴胡一钱半同炒不去),杏仁二钱,桃仁二钱,鲜生地四钱,鲜茅根四钱,生鳖甲四钱,生龟甲四钱,酒条黄芩二钱,三棱一钱半,炒牡丹皮二钱,炒丹参二钱,蓬莪术一钱半,酒军炭一钱,青蒿一钱,炒山楂三钱,焦远志三钱,海浮石三钱(瓦楞子三钱同醋煅布包),炙甘草五分,炒山栀一钱半。

方义

前方加龟甲因其退热,且可软坚,又加三棱、山楂、海浮石、瓦楞子,消肿力更加强大,远志略助心气,酒军炭既可活血软坚,又可通便。

四诊　前方连服两剂,腹胀大消,热亦下降至三十七度四。再拟消余肿,退余热法。

赤芍、白芍各二钱(醋柴胡一钱半同炒不去),瓦楞子三钱(海浮石三钱同醋煅布包),鳖甲四钱,龟甲四钱,鲜生地四钱,鲜茅根四钱,酒军炭一钱半,焦远志二钱,莪术一钱,枳实炭一钱,风化硝一钱半(左金丸二钱同布包),炒牡丹皮二钱,炒丹参二钱,於术一钱,酒条黄芩二钱,炙甘草八分。

方义

於术生胃气,左金丸和胃调中,枳实炭、风化硝通大便。

按　黑热病近世尚无特效疗法,师门始终以小柴胡汤为主,再加软坚诸药,竟然治愈,是否能为本病之准绳,尚祈高明教之。

(十四)百日咳

百日咳之病原体为百日咳菌,多见于小儿,初起鼻塞、咽痒、咳嗽,名为加答儿期,数周后,咳嗽加剧,嗽声连续不断,且发生吹笛样深呼吸,颜面潮红,结膜充血,咳后呕吐,名为痉咳期,再次嗽减痰少,至于痊愈,名为恢复期。

本病常因误治,而转为肺炎,处方不可不慎重也。

医案

刘姓小孩,年七岁,咳将一个月,已入痉咳期,拟用消炎止咳法。

炙白前一钱半,炙前胡一钱半,海浮石二钱(旋覆花一钱半同布包),半夏曲二钱(黛蛤散三钱同布包),苦桔梗一钱半,白杏仁二钱,炙麻黄三分,霜桑叶二钱,炙苏子一钱半,炙紫菀一钱半,炙广陈皮一钱半,冬瓜子四钱,茯苓块三钱,炙甘草七分。

方义

本方以麻杏石甘汤(去石膏)为主方,前胡、白前消气管炎,桑叶宣通肺气,冬瓜子、茯苓块消气管之水气,海浮石、旋覆花、半夏、黛蛤散、炙苏子、炙广陈皮、炙紫菀除痰治咳。

二诊　咳嗽已减,夜能安枕,口渴思饮,病邪已有外出之象。

炙白前一钱半,炙前胡一钱半,炙麻黄二分,生石膏三钱,杏仁二钱,苦桔梗一钱半,海浮石二钱(黛蛤散三钱同布包),半夏二钱(苏子一钱半同布包),桑叶二钱,冬瓜子四钱,炙广陈皮一钱半,炙紫菀一钱半,炙甘草五分。

方义

本方与前法同,因其口渴思饮,故加石膏一味,麻黄少用一分。

三诊　咳嗽大减,前方去麻黄、石膏、甘草,加桑白皮一钱半,酒条黄芩二钱,再服两剂。

四诊　前方服两剂后,已无连续不断之嗽声,但每日仍稍有咳嗽,颜面亦不潮红,呕吐亦止,食欲尚未大振。

鲜百合四钱,桑叶一钱半,桑白皮一钱半,白杏仁二钱,炙白前一钱半,炙紫菀一钱半,浙贝母一钱半,川贝母一钱半,半夏二钱(枇杷叶二钱去毛同布包),海浮石二钱(天竺黄二钱同布包),苦桔梗一钱半,马兜铃一钱半,冬瓜子四钱,代代花一钱半,厚朴花一钱半,炒枳壳一钱半,薤白头二钱,佩兰叶三钱,生麦芽三钱,生谷芽三钱。

方义

本病即可入于恢复期,故可用贝母,稍敛肺气,再加芳香开胃诸药,食欲一振,病即大痊矣。

按　百日咳症,最为顽强,何以师门治疗此病如此之速,实因初起即用宣通肺气诸药,使病邪有所出路,确不难治愈也,若初起即用收敛肺气诸药,几如关门缉盗,常致大错,病家不知其故,医者亦不知其故,殊可叹耳。

（十五）流行性耳下腺炎

耳下腺炎,俗谓之乍腮是也,初起发热,恶寒,头痛,耳下疼痛,渐渐肿胀,甚致妨碍咀嚼,如成化脓,即需割治,普通多以疏表,解毒,消炎,及清热法治愈之。

医案

赵君,年二十四岁,发热两日,腮下肿痛,口渴思饮,大便不通,头晕而疼。

鲜茅根五钱,鲜苇根一两,蒲公英三钱,连翘三钱,板蓝根二钱,蔓荆子一钱半,薄荷梗一钱半,桑叶二钱,牛蒡子二钱,忍冬藤三钱,甘中黄一钱半,马勃一钱半(青黛一钱同布包),苦桔梗一钱半,炒豆豉四钱,山栀衣一钱半,菊花二钱,炒芥穗一钱半。

方义

苇根、茅根、豆豉、山栀、桑叶、芥穗疏表退热,蒲公英、桔梗、板蓝根、忍冬藤、马勃、青黛、牛蒡子、甘中黄消炎,止痛,清热,解毒,连翘、菊花、薄荷治头痛。

二诊　前方连服两剂,热退而肿痛未除,急用重剂,以防化脓。

蒲公英三钱,连翘三钱,大生地三钱(细辛三分同捣不去),板蓝根二钱,酒军炭一钱半,牛膝三钱,牛蒡子二钱,苦桔梗一钱半,炒枳壳一钱半,马勃一钱半(青黛一钱同布包),忍冬藤三钱,甘中黄二钱,酒条芩二钱,菊花三钱。

方义　初诊方所用之主药均未改动,本方去退烧药,另加降下药,如酒军炭、牛膝、枳壳、酒芩等,此为釜底抽薪之法也,细辛性燥,但消炎止痛力较大,以生地配之,去其燥性,适显其功。

三诊　肿大消,但微痛,大便已通,唯不甚畅,口苦不思食,舌苔黄垢,内有积食故也。

浙贝母二钱,苦桔梗一钱半,炒枳壳一钱半,白杏仁二钱,薤白头二钱,佩兰叶三钱,甘中黄一钱半,酒条黄芩二钱,炒麦芽三钱,炒谷芽三钱,炒建神曲二钱,酒军炭一钱半,杭菊花二钱,焦内金三钱。

方义

本方为善后法,通便,消积,清热,止痛,连服两剂,即大痊愈。

附言　本病与流行性扁桃体炎病因相类,故治法同,不再赘述。

（十六）颈淋巴腺结核

本病俗名为瘰疬,此瘰疬似只限于颈腺受患之称,其病原与肺结核相同,皆因结核杆菌,由呼吸系统而侵及淋巴腺中,若腺内碘质缺乏,其抵抗力亦随之低弱,而成此种慢性之病。

此病症进行甚缓,而痛苦异常,病人显贫血状态,颈间有瘤,用手扪之,瘤上之皮肤每活动,不与瘤相黏着,日久此瘤则渐蓄成脓,如割破或自溃,其收口不甚容易,当腺肿大正盛之时,则发热,平时则不发热,粟粒性结核能沿淋巴管联串发生小结节,亦有二三结瘤孤立者,是谓之干酪结核,治宜增加淋巴腺内之碘质,及疏导管腺之法。

医案

王女士,年二十岁,左项下有数个小结节,并有一个溃破,月余未封口。左臂因牵制而不能高举。

山慈菇三钱,昆布一钱半,田三七一钱半,浙贝母三钱,青连翘三钱,海藻一钱半,牛蒡子三钱,忍冬藤二钱,金银花二钱,生牡蛎六钱(半夏二钱同布包),玄参四钱(盐水炒),炒枳壳一钱半,蒲公英三钱,海浮石三钱(瓦楞子五钱同醋煅布包),桔梗一钱半,旋覆花二钱(新绛一钱半同布包),赤芍、白芍各二钱(醋柴胡一钱半同炒)。

方义

昆布、海浮石、海藻为含碘质等兼增加抵抗之剂,瓦楞子、牡蛎、枳壳、连翘、半夏、蒲公英、浙贝母、牛蒡子软坚消核,山慈菇、三七、赤芍、白芍、柴胡、旋覆花、新绛促进淋巴液循环,桔梗、忍冬排脓。

(十七)肺结核

肺结核症,普通名曰肺痨,世人无不畏惧,因近代尚无特效疗法,若不幸感染结核菌,初发轻度之热,继而日渐消瘦,消化力减退,贫血,微咳,亦竟有不咳者,然临床尚不多见,通常名之曰初期肺结核症,若病再进行,体温上午正常,午后轻度上升,在三十七度五至三十八度之间,名曰"亚消耗热",咳嗽不多,痰浓略有臭味,或并发咯血,呼吸气促,心跳神疲,脉搏细数,饮食无味,极易动怒,皮肤呈贫血状态,但面颊有"颧部潮红",夜间时出盗汗,此为"二期肺结核症",再进则至"三期肺结核症",体温上午虽正常,但午后可上升至三十九度或四十度,名曰"消耗热",咳嗽气短,痰液渐多而浓,色绿兼有臭味,心跳,烦躁,脉搏细数而微,精神倦怠,两颊潮红,夜间盗汗,或现浮肿,或羸瘦不堪,食欲呈特异现象,如思某种食物,即需立至,但食数口后,又觉无味,摈弃不用,渐渐衰弱,以至死亡。

年在三十岁以下之人,如罹此病,进行颇速,预后极劣,三十岁以上之中年人,肺之一质,不甚脆弱,病之进行亦缓,预后较佳,至于老年,行将就木,随症调治,带病延年。

初期肺结核症,如调养得法,治疗无误,十之八九,均可痊愈,但世人不甚注意,往往不知,已入于肺结核初期,处之如常,不加调摄,渐渐症状加重,始多注意,而病已入于二期,治疗已晚,后悔迟矣。

凡身躯细长,肌肉消瘦,颜面苍白,体质素弱者,名曰"痨瘵质",颇易传染本病,对于饮食起居,诸宜慎重,人烟众多之处,且应避免,体格锻炼亦不可少,切勿做剧烈运动,身体强壮之人,即可免罹本病也。

肺结核之治疗法,近世尚未发现特效药,中医药物虽伙,亦只适用于初期者,自然疗法比较完善,多吸新鲜空气,常受日光,饮食滋补,避免劳动,日久患处自可结瘢,即为痊愈。

检查肺痨法,经照 X 线及化验痰液,似较准确,若凭听诊、扣诊、切脉而决断本病,实不可靠,如触脉即知为肺结核症时,是已入于二期,治疗已迟。

本病之并发症甚多,如吐痰不净,常引起咽头及喉头结核、肠结核、腹膜结核,或游离入脑成结核性脑膜炎、项淋巴腺结核及骨结核等。

医案

张君,年四十余岁,咳嗽咯血,痰浓色绿,午后发热三十七度六七,心跳,气短,睡眠盗汗,饮食无味,是乃二期肺结核症,但已年过四旬,如能善加调摄,或可幸痊。

炙白前一钱半,炙百部一钱半,炙百合三钱,炙紫菀一钱半,大蓟炭三钱,小蓟炭三钱,大生地三钱,鲜生地三钱,白茅根四钱,仙鹤草三钱,阿胶珠四钱,东白薇二钱,糯稻根三钱,浮小麦八钱,佩兰叶三钱,香稻芽五钱,西洋参一钱半(原皮),焦远志三钱,化橘红一钱,苦桔梗一钱半,代代花一钱半,玫瑰花一钱半,黛蛤散三钱(海浮石三钱同布包),半夏二钱(枇杷叶二钱去毛同布包)。

方义

白前、紫菀、百部、百合、海浮石、黛蛤散、半夏、枇杷叶、桔梗、橘红治咳嗽,强肺气,清热,祛痰;大蓟炭、小蓟炭、生地、茅根、仙鹤草、阿胶珠退热止血;东白薇、糯稻根治午后之热;浮小麦止盗汗;西洋参、焦远志,强心脏,治短气;代代花、玫瑰花、佩兰叶、香稻芽开胃进食。

二诊　前方连服三剂,咯血已止,咳嗽不多,午后热亦略降,饮食稍增,精神较好。

炙百合三钱,炙百部一钱半,炙紫菀一钱半,炙白前一钱半,北沙参二钱,南沙参二钱,象贝母二钱,川贝母二钱,地骨皮二钱,生鳖甲五钱,东白薇二钱,糯稻根三钱,鲜茅根五钱,鲜生地五钱,海浮石三钱(黛蛤散三钱同布包),半夏二钱(枇杷叶二钱去毛同布包),生牡蛎五钱,龙齿五钱(同布包),浮小麦八钱,生内金三钱,香稻芽五钱,柏子仁三钱,焦远志三钱,西洋参一钱半。

方义

百部、百合、白前、紫菀、南沙参、北沙参、川贝母、象贝母、海浮石、黛蛤散、半夏、枇杷叶强肺气,治咳嗽,清热,祛痰;生地、茅根、白薇、鳖甲、地骨皮、糯稻根退热;西洋参、焦远志、柏子仁强心;龙齿、牡蛎、浮小麦止盗汗,且能促患处结瘢;内金、稻芽助胃消化。

三诊 热降,痰稀,汗止,均为佳象,拟用丸方除根。

冬虫夏草五钱,肥玉竹一两,生龙齿一两,白前五钱,西瓜子仁一两,冬瓜子一两,生牡蛎一两,紫菀五钱,米炒天冬一两,陈阿胶一两,葎草根五钱,百部五钱,南沙参一两,北沙参一两,川贝母一两,生鳖甲一两,百合一两,清制半夏一两,黛蛤散一两,海浮石一两,茅根一两,原皮西洋参一两,焦远志一两,真獭肝一两,生地一两,土炒於术一两,白杏仁一两,化橘红五钱,炙甘草五钱。

药共研细末,炼蜜丸如小梧桐子大,每日早晚各服三钱,白开水送服。

方义

冬虫夏草、肥玉竹、西瓜子、冬瓜子、天门冬、西洋参、焦远志、百合、南沙参、北沙参、獭肝保肺气,强心脏;龙齿、牡蛎、燕菜根促患处结瘢;白前、紫菀、百部、杏仁、贝母、橘红、海浮石、黛蛤散、清半夏治咳嗽,去痰涎;阿胶、鳖甲防止咯血;生地、茅根退热;於术健胃增食。

按 肺结核一症,确难治愈,但若调摄得法,治疗妥善,再加年过四旬,肺之本质不甚脆弱,或可大瘥,如张君者,即一例也,师门曾治一六旬老者之肺结核,嘱其回乡静养,越半年后,此人来谢,肺病已愈,形神恢复,询其曾否服药,据云,某人嘱渠,每日以白及研服,约服二三斤后,病即痊愈,后渠传方他人,则不见效,始知年岁及调摄方法,确有绝大关系,又有以大蒜治肺痨者,试之有效有不效,殊不可一概而论,又闻煤油可治肺病,尝试者甚少,因有危险性故也,有云獭肝可杀结核菌,师门于丸方内,颇习用之,是否确有实力,不敢断定,只是聊备一格耳。

（十八）阿米巴痢

此病与赤痢相同,但因其病原体之不同,故分之为二,患处多在大肠或回肠,初是肠肿,继而溃疡,甚者全肠部皆致受累,有时门静脉毛细血管内发现阿米巴原虫,由此延及肝脓疡而丧命,本病有急性、慢性两种,急性者突发痢疾,腹痛里急后重,体温不甚高,心力衰竭,消瘦甚速,常有因贫血全身浮肿而死,亦有似治愈而变成慢性者,若成慢性则大便泻秘不定,或至缠绵一两年,增剧时则肚痛,频下血黏液,治应杀阿米巴,消肠肿。

医案

纪先生年四十岁,数月前忽患阿米巴痢,经医院治愈,然仍未除净,大便日三数回,所便之粪或稀或血黏液,口干,小便如常,胃口不开,因之疲惫不堪,诊为慢性阿米巴痢。

荠菜花炭三钱,血余炭三钱（炒陈仓米三钱同布包）,阿胶珠三钱,左金丸二钱（半夏二钱同布包）,椿根白皮二钱,茯苓块四钱,乌梅炭一钱半,广陈皮炭三钱,土炒於术一钱半,焦薏苡仁四钱,诃子肉（煨）二钱,赤芍、白芍各二钱（土炒）,建莲子肉三钱,石莲子肉三钱,炒金银花四钱,山楂炭三钱,甘草梢一钱。

方义

荠菜花炭、血余炭、陈仓米、椿根白皮、阿胶、乌梅炭防腐杀阿米巴菌,茯苓、诃子肉、莲子肉、金银花、薏苡仁止泻,排脓,半夏、广陈皮、於术、山楂开胃口,赤芍、白芍、甘草治腹痛。

（十九）赤痢

本病发于夏季,为法定传染病之一,古医籍中名称不一,以《外台秘要》谓之"天行热痢"及《赤水玄珠》"疫毒痢"较为近理,病人主要征象为排出脓样黏液血便,里急后重,腹痛,左肠骨窝有硬固之压痛发热,此症与肠炎相似,但据镜验粪中有赤痢细菌,如非身体衰弱已极,预后大抵皆良,唯不可使残余赤痢菌潜伏肠间,病人虽愈而菌尚未完全扑灭,否则至翌年,遇适当气候,病仍可再发也,治宜消肠肿,排除菌毒,兼镇静肠蠕动之法。

医案

叶先生年四十岁,体温三十八度余,大便脓血,肚痛呃逆,下坠,小便正,病已数日,据西医检查便中有赤痢菌。

血余炭三钱(左金丸二钱同布包),诃子肉三钱(煨),金银花炭三钱,苦桔梗一钱半,赤芍、白芍各二钱(土炒),山楂炭三钱,焦远志三钱,姜中朴一钱半,炒枳壳一钱半,酒军炭一钱半,半夏二钱(炒五谷虫三钱同布包),白薏苡仁四钱,白杏仁二钱,炒香豉四钱,广陈皮炭三钱,甘草梢一钱,鸡内金炭三钱。

方义

血余炭、诃子肉、五谷虫、远志防腐止泻,苦桔梗、赤芍、白芍、甘草梢疗腹痛,薏苡仁、金银花除脓秽,广陈皮炭、鸡内金炭、山楂炭、左金丸、半夏助消化减轻腹胀气,镇呃逆,酒军炭、姜中朴、杏仁、枳壳排菌毒治下坠,香豉退热和胃。

(二十)白喉

本病为法定急性传染病,其侵入门户以扁桃体为最多,鼻腔咽头等次之,初起发热,恶寒,无汗,头痛,食欲不振,咽下困难,扁桃体及悬雍垂红肿而发病,喉间渐见白点,或线丝状,其后变为灰白色义膜,不易剥落,观其白点扩大之迅速,一日半日之间殆可以全喉皆白,脉象细沉而数,面色苍白,呈衰弱状态,发音艰难。

俗医咸以忌表养阴法治之,每致偾事,近人用麻杏甘石汤以治白喉,其效如桴鼓,医者千万不可狃于忌表之说,为前人所误,如于临证之时,把持不定,则反不若注射血清为妥。

医案

张少爷年十二岁,昨夜忽大烧热,咽痛,头痛,语音嘶哑,脉沉细,悬雍垂及口盖有灰黄色膜,今晨曾经某西医检查,认为白喉。

炙麻黄五分,白杏仁二钱,生石膏五钱,薄荷二钱,白僵蚕二钱(炒),炒芥穗二钱,盐玄参四钱,马勃一钱半(青黛一钱同布包),牛蒡子二钱,蒲公英三钱,苦桔梗一钱半,蝉蜕一钱半,忍冬藤二钱,金银花二钱,炒香豉四钱,炒山栀一钱半,甘草一钱半。

方义

麻黄、薄荷、香豉、蝉蜕、芥穗解表热,山栀、金银花、忍冬藤、石膏、牛蒡子、蒲公英、苦桔梗、玄参、青黛、马勃、杏仁、甘草清里热而消喉间炎肿,僵蚕治头疼。

二诊　服一剂后,寒热稍退,唯咽喉肿痛如旧,头亦不疼,声音亦较洪亮。

炙麻黄五分,薄荷一钱半,炒赤芍二钱,牛蒡子二钱,生石膏五钱,杏仁二钱,蒲公英三钱,忍冬藤二钱,金银花二钱,炒芥穗二钱,马勃一钱半(青黛一钱同布包),炒香豉三钱,鲜茅根五钱,鲜苇根一尺,苦桔梗一钱半,炙甘草一钱,盐玄参四钱,山栀衣一钱半。

方义

仍照前方之意,加赤芍、苇根、茅根,清解表里。

三诊　又服一剂,汗出,寒热大退,咽间仍肿,但灰白色义膜已经剥脱一半,病人现极端疲惫之状,亟宜养阴分补正气之剂。

鲜生地三钱,大生地三钱,玄参四钱,鲜茅根三钱,白茅根三钱,浙贝母二钱,川贝母二钱,原麦冬二钱(米炒),炒赤芍二钱,薄荷一钱半,板蓝根二钱,西洋参一钱,生内金三钱,马勃一钱半(青黛一钱同布包),牛蒡子二钱,蒲公英三钱,苦桔梗一钱半,炙甘草一钱,佩兰叶三钱。

方义

生地、玄参、西洋参、麦冬助体功,茅根、薄荷、赤芍解余热,马勃、青黛、板蓝根、牛蒡子、蒲公英、川贝母、浙贝母、苦桔梗、炙甘草清利咽喉,佩兰、生内金生发胃气。

四诊　前方连服两剂,诸症悉愈,因去板蓝根,嘱再服两剂,熄其余焰,兼扶正气。

附言　白喉本为险证,重者十难全其一二,本病家只此爱子,又不信西医,故延请师门诊治,虽再三告诫注射血清,然仍只肯服药,幸而师门成竹于胸,应付裕如,故得使病者泰然脱于危厄,吾侪试观,师门处方次序井然,初以表里双解之法,备在先退表热,表热解后,始可养阴扶正,若着手即用养阴之法,以致邪气内束,而欲求其病之痊愈岂可得哉。

（二十一）流行性脑炎

本病以因流行感冒发高热，而致毒素入脑者为最多，其患在中枢神经系统，显著之变化无常，普通均发热，眩晕，呕吐，头痛，其特殊症象为昏睡，眼皮下垂，瞳孔散大无反应，病人十之八九皆有此现象，有时作谵妄，言语艰难，且不清楚，四肢软弱，脑神经瘫痪，咽下困难，大便溏泻。亦有颈脊髓性及神经炎之症状，治宜以退热为先，一面再安脑神经。

医案

邹少爷，年七岁，感冒后发热，昏睡终日，唤之不醒，且有抽搐状态，急拟安脑神，退高热法。

安宫牛黄丸（一丸分两次服），鲜菖蒲二钱煎汤代水送服。

方义

安宫牛黄丸可安脑神，退高热，鲜菖蒲可通神明。

二诊　昨日服药后，抽搐之状已无，神志仍不甚清，热已退至三十八度以下，症象虽佳，危险未解，再进安神、消炎、退热法。

白僵蚕一钱半（炒），酒地龙一钱半，鲜菖蒲一钱半，龙胆草七分，酒条芩一钱半，赤芍二钱，白芍二钱，青连翘二钱，山栀衣一钱，淡豆豉三钱，霜桑叶二钱，双钩藤一钱半，蔓荆子一钱半（炒）。

羚羊角粉二分，分两次冲服。

方义

僵蚕、地龙、白芍舒展神经，菖蒲、连翘、桑叶、钩藤、蔓荆子清脑，龙胆草、酒条芩清热，羚羊角消炎，赤芍、淡豆豉、山栀衣退热。

三诊　前方连服两剂，神志渐清，自语头部胀大眩晕，口渴思饮，四肢无力，精神疲倦，体温三十七度六，拟再进前方，兼用强心法。

龙胆草五分，酒条芩一钱半，鲜菖蒲一钱半，白蒺藜三钱，双钩藤一钱半，焦远志二钱，酒川芎一钱，酒地龙一钱半，白僵蚕一钱半（炒），西洋参一钱，东白薇一钱半，赤白芍各二钱，明天麻一钱，明玳瑁二钱，青连翘三钱。

羚羊角粉二分，分两次冲服。

方义

本方加白蒺藜、酒川芎、天麻、白薇、玳瑁清脑治晕，西洋参、焦远志强心。

四诊 前方又连服两剂,热已全退,神志已清,但头脑眩晕,身倦无力,拟用善后方。

紫石英四钱(生石决明五钱同布包),龙胆草五分,白僵蚕一钱半(炒),酒地龙一钱半,东白薇一钱半,酒生地三钱,酒条芩二钱,明玳瑁二钱,西洋参一钱,焦远志二钱,白蒺藜四钱,麦门冬一钱半,天门冬一钱半,双钩藤一钱半,明天麻一钱。

方义

石决明、紫石英、天麻、玳瑁、白薇、白蒺藜、钩藤、僵蚕、地龙清头脑治眩晕,龙胆草、条芩清热,西洋参、远志强心,天门冬、麦门冬、生地为轻量强壮剂。

二、呼吸系统疾病

(一)急性支气管炎

本病多现于秋冬两季,空气寒凉,刺激气管,以致发炎,或同感冒并发,或生于他病之后者,亦颇习见。

初起发热,咳嗽,咽痒,痰多,胸胁振痛,咳甚呕吐,继之咳减,痰稀,热退,病愈。

治法以消炎、止咳、祛痰、退热为不二法门。

医案

卢君,感冒后咳嗽,痰多,体温三十七度八,咳时胸胁振痛,口渴,不食。

鲜茅根五钱,鲜苇根一尺,炙白前一钱半,炙前胡一钱半,白杏仁二钱,炙广陈皮一钱半,炙紫菀一钱半,苦桔梗一钱半,淡豆豉四钱,山栀衣一钱半,霜桑叶二钱,海浮石二钱(旋覆花二钱同布包),半夏曲二钱(黛蛤散三钱同布包),炒枳壳一钱半,薤白头二钱,冬瓜子四钱。

方义

苇根、茅根、豆豉、山栀、桑叶退热,前胡、白前、杏仁、桔梗、紫菀、广陈皮、旋覆花、海浮石、半夏曲、黛蛤散止咳祛痰,枳壳、薤白、冬瓜子通络道,止胸痛。

二诊 热退，口仍渴，咳嗽未减，但痰已易吐，有时胸胁微痛。

炙白前一钱半，炙前胡一钱半，炙广陈皮一钱半，炙紫菀一钱半，白杏仁二钱，苦桔梗一钱半，炙麻黄三分，黛蛤散三钱（海浮石三钱同布包），生石膏三钱，旋覆花二钱（半夏曲二钱同布包），干薤白二钱，冬瓜子四钱，茯苓块三钱，炒枳壳一钱半，酒条芩二钱，炙甘草七分。

方义

前方去退热药，加入麻杏石甘汤，重力消炎，止咳。

三诊 咳嗽大减，痰稀色白，胸胁不痛，口亦不渴，大便燥，不思食。

炙紫菀一钱半，炙白前一钱半，桑叶一钱半，桑白皮（炙）一钱半，白杏仁二钱，苦桔梗一钱半，海浮石三钱（黛蛤散三钱同布包），苏子一钱半，瓜蒌皮二钱，瓜蒌子二钱，浙贝母二钱，川贝母二钱，佩兰叶三钱，薤白二钱，炒枳壳一钱半，焦内金三钱，炒麦芽三钱，炒谷芽三钱，半夏曲二钱（枇杷叶二钱去毛布包）。

方义

本方为收功法，白前、紫菀、桑叶、桑白皮、杏仁、桔梗、海浮石、黛蛤散、半夏曲、枇杷叶、川贝母、浙贝母、瓜蒌子、瓜蒌皮止咳祛痰，枳壳、苏子、薤白、鸡内金、佩兰、谷芽、麦芽润便消食。

（二）毛细支气管炎

毛细支气管炎，多续发于麻疹、伤寒、百日咳等病之后。

本病极易引起肺炎，老人、小孩及身体虚弱者罹之最为危险。

咳嗽为应有之现象，但并不剧烈，发热为弛张性或间歇性，如变高热，即转入肺炎矣，呼吸极为困难，不得平卧，脉数而软，咯痰不易，心脏状态颇为紧要，患者面色苍白，或呈青蓝色，为本病之特征。

治疗以"引邪外出"为唯一途径，再投以强心止嗽祛痰药即能痊愈。

医案

刘君，年四十余岁，平素病咳，每届秋冬必犯，此次患已一旬，他医投以滋阴敛肺剂，病邪遂不得出，发热朝轻暮重，咳嗽甚少，但呼吸颇难，痰稠极不易吐，精神疲怠，面色苍白，有转肺炎之趋势。

地骨皮一钱半，桑白皮（鲜）一钱半，炙白前一钱半，炙前胡一钱半，葶苈子七分(半夏曲二钱同布包),五味子五分(细辛二分同捣),苦桔梗一钱半,炙麻黄四分,西洋参一钱半,海浮石三钱(旋覆花二钱同布包),白杏仁二钱,焦远志三钱,黛蛤散三钱(苏子一钱半同布包),炙甘草八分,炙广陈皮一钱半,炙紫菀一钱半,霜桑叶二钱,鲜茅根五钱,鲜苇根一尺。

方义

苇根、茅根、地骨皮退热,麻黄、杏仁、细辛、葶苈子、前胡、白前、桑叶、桔梗引邪外出,消炎止咳,紫菀、广陈皮、旋覆花、海浮石、半夏曲、黛蛤散、苏子祛痰,西洋参、五味子、焦远志强心,炙甘草调和药力。

二诊　服药两剂,发热渐退,精神转佳,咳嗽有力,痰多而不易吐,症状良好,不致转为肺炎矣。

炙白前一钱半,炙前胡一钱半,炙紫菀一钱半,炙广陈皮一钱半,葶苈子七分(半夏曲二钱同布包),苦桔梗一钱半,旋覆花二钱(海浮石三钱同布包),炙麻黄三分,白杏仁二钱,西洋参一钱半,桑叶一钱半,桑白皮(炙)一钱半,黛蛤散三钱(布包),焦远志三钱,炙甘草七分,淡黄芩二钱,鲜茅根五钱,鲜苇根一尺。

方义

本方为前方之减味,去五味子、细辛、地骨皮,麻黄亦减去一分,因病势已有退象,不可多用重力也。

三诊　热已退净,咳嗽较多,痰涎转稀而易吐,精神颇佳,此乃病邪外出之象。

炙白前一钱半,炙前胡一钱半,桑叶一钱半,桑白皮一钱半(炙),苦桔梗一钱半,炙广陈皮一钱半,炙紫菀一钱半,冬瓜子四钱,杏仁二钱,海浮石三钱(旋覆花二钱同布包),焦远志三钱,半夏曲二钱(黛蛤散三钱同布包),茯苓三钱,鲜枇杷叶三钱(去毛布包)。

方义

病势大减,麻黄、葶苈子即不可用,加冬瓜子、茯苓除气管内之水气。

四诊　咳嗽稍减,痰稀而少,胸间满闷,食不知味,拟用止咳、祛痰、开胸、进食法。

炙白前一钱半,炙紫菀一钱半,桑叶一钱半,桑白皮一钱半(炙),海浮石三钱(天竺黄二钱同布包),半夏曲二钱(枇杷叶二钱去毛同布包),苦桔梗一钱半,杏仁二钱,炒枳壳一钱半,代代花一钱半,厚朴花一钱半,炙广陈皮一钱半,炙苏子一钱半,薤白二钱,瓜蒌皮二钱,瓜蒌子二钱,冬瓜子四钱,款冬花一钱半(炙),佩兰三钱。

方义

本方与前方无大出入,以天竺黄、枇杷叶祛痰,枳壳、薤白、厚朴花、代代花、佩兰开胸膈,进饮食,瓜蒌子、瓜蒌皮、苏子、款冬花润燥止咳。

五诊　前方又服两剂,咳嗽已少,痰亦不多,胸膈清快,颇思饮食,再进善后法。

炙百部一钱半,炙紫菀一钱半,北沙参二钱,南沙参二钱,浙贝母二钱,川贝母二钱,天竺黄二钱(海浮石三钱同布包),焦远志二钱,冬瓜子四钱,枇杷叶二钱(半夏曲二钱同布包),炒枳壳一钱半,代代花一钱半,玫瑰花一钱半,佩兰叶三钱,白杏仁二钱,干薤白二钱,黛蛤散三钱(苏子一钱半同布包),广陈皮炭二钱,鲜百合一两,苦桔梗一钱半。

方义

本方为善后法,故用南沙参、北沙参、川贝母、浙贝母、百合、百部增助肺气,余药则与前方同。

(三)慢性支气管炎

本病与肺结核不同,虽常咳嗽,但不侵犯肺之本身,普通多见于酒客、吸烟客,及吸入尘埃机会较多之职业者,或生于急性气管炎之后。

慢性支气管炎,可分四种,略述如下:

(1)干性加答儿,多见于老人,痰少而黏。

(2)慢性加答儿,痰多而浓。

(3)脓性加答儿,痰量极多,无尽无休,支气管扩张如圆柱状。

(4)浆液性加答儿,痰多而稀,本病可向末梢部蔓延而引起毛细支气管发炎,或加答儿性肺。

以上四种,病名不一,但治法相同,皆为消炎,止咳。

医案

杨老者,年六旬余,咳嗽已二十余年,化验痰液,并无结核菌,痰黏而少,食睡如常,属于"干性加答儿类"。

炙白前一钱半,炙紫菀一钱半,炙广红一钱半,炙百部一钱半,白杏仁二钱,苦桔梗一钱半,炙麻黄三分,桑叶一钱半,桑白皮一钱半(炙),海浮石三钱(黛蛤散三钱同布包),旋覆花二钱(半夏曲二钱同布包),炙甘草七分,西洋参一钱半,焦远志二钱,冬瓜子四钱,瓜蒌皮二钱,瓜蒌子二钱,淡黄芩二钱。

方义

白前、百部、麻黄、桑白皮、桑叶治咳,紫菀、广红、杏仁、桔梗、海浮石、黛蛤散、旋覆花、半夏曲祛痰,瓜蒌子、瓜蒌皮、冬瓜子、淡黄芩清热润肺,西洋参、远志强心助气,甘草调合药力。

二诊　咳嗽减,痰易吐,自谓胸膈通畅,再进消炎、止咳、兼助肺气法。

炙百合三钱,炙百部一钱半,炙白前一钱半,炙紫菀一钱半,款冬花一钱半(炙),化橘红一钱半(盐炒),苦桔梗一钱半,白杏仁二钱,西洋参一钱半,半夏曲二钱(枇杷叶二钱去毛同布包),黛蛤散三钱(海浮石三钱同布包),空沙参三钱,焦远志二钱,冬瓜子四钱,天花粉三钱,浙贝母三钱。

方义

百部、白前、款冬花、浙贝母治咳,紫菀、橘红、杏仁、桔梗、海浮石、黛蛤散、半夏曲、枇杷叶、冬瓜子祛痰,百合、西洋参、远志强心脏,助肺气,天花粉清热。

三诊　微咳有痰,改拟梨膏方以收全功。

仙人头(即打过子之萝卜)二枚,白茅根半斤,胡桃肉四两,川贝母二两,小红枣七枚,陈细茶一两,杏仁一两,真香油炸之油条一枚(约重二两),大水梨七斤(去核切片),共入大铜锅内,加水过药约二三寸,文武火煮之,由朝至暮,水少加热水,煮极透烂,布拧取汁去渣,加入红糖、白糖各二两,白蜜四两,再熬,俟起鱼眼大泡时,收为膏,贮磁罐内,每日早晚各服一匙,白开水冲服。

附言　此方为师门之舅父李可亭先生所传,方中药味多有不可解者,如香油条等,究属何用,百思不明其故,但效验异常,多年喘嗽均能治愈,不可因其方奇而摈弃不用也。

（四）支气管哮喘

本病因支气管及毛细支气管黏膜充血肿胀,分泌增多,故呼吸极为困难,不能平卧,喘息抬肩,痰浓量少,气管呈过敏性,病起突然,有因吸入特异气味而起者,有因受空气之刺激而起者,有为遗传者,最奇者为某病人,每见玫瑰花即喘,甚至见纸做之假玫瑰花亦喘,此为精神作用也,临证实不多见。

治疗法以消炎、降逆、祛痰为主。

医案

贾君,四十余岁,素患痰喘,病发无时,空气冷热均可致喘,拟用汤剂治疗现状,再进丸药以除此根。

旋覆花二钱(代赭石三钱同布包),葶苈子五分(半夏曲二钱同布包,大红枣五枚去核),海浮石三钱(黛蛤散三钱同布包),苏子二钱(炙),白杏仁二钱,炙麻黄三分,炙橘红一钱半,茯苓三钱,炙紫菀一钱半,炙白前一钱半,瓜蒌皮二钱,瓜蒌子二钱,嫩射干一钱半,酒黄芩二钱,冬瓜子五钱,炙甘草七分。

方义

代赭石、葶苈子、苏子、瓜蒌子降逆治喘,麻黄、白前、瓜蒌皮消炎,旋覆花、黛蛤散、海浮石、半夏曲、紫菀、广橘红祛痰,茯苓块、冬瓜子除气管之水气,酒黄芩清热,炙甘草和诸药。

二诊　服药两剂,喘息即止,改服丸药,根除此疾。

冬虫夏草(炙)一两,肥玉竹一两,北沙参一两,南沙参一两,苦桔梗一两,化橘红五钱,炙麻黄五钱,白杏仁一两,炙紫菀一两,炙白前一两,葶苈子五钱,清半夏一两,五味子五钱,北细辛三钱,胡桃肉一两,蛤粉一两,西洋参一两,焦远志一两,青黛三钱,海浮石一两,款冬花五钱,炙百部五钱,云茯苓一两,紫苏子五钱,生石膏二两,条黄芩一两,炙甘草五钱。

上药共研极细末,加枣肉四两煮烂如泥,去皮核,再加炼蜜十二两,共合为丸,如小梧桐子大,每日早晚各服三钱,白开水送下。

方义

冬虫夏草、肥玉竹、南沙参、北沙参强壮肺气,麻黄、细辛、桔梗、白前、百部、葶苈子消炎止渴,橘红、杏仁、紫菀、半夏、蛤粉、青黛、茯苓、紫苏子、海浮石祛痰,五味子、款冬花平敛肺气,西洋参、远志强心,石膏、条黄芩清热,枣肉、炙甘草甘缓调和诸药。

（五）支气管扩张

通常每见咳血,先疑为痨症,病者自身恐惧万分,而其家人,惊慌更甚,但事实究竟,确乎不然,支气管扩张症,即一例也。

本病常续发于支气管炎之后,每晨痰量极多而浓,如发生溃疡及坏疽时,即能吐血,现象极似肺结核症,其所不同者,为痰内无结核菌,无肺痨病之消耗热,此为最显著之辨别点也。

治疗法以收敛气管为主,如有咳血,应兼补修血管,制止出血,末以强肺气法为善后。

医案

李君,年二十八岁,咳已十余日,痰多而浓,日昨竟然失血,检验痰液,并无结核菌,体温如常,是为支气管扩张症。

炙紫菀一钱半,炙白前一钱半,炙广陈皮一钱半,炙苏子一钱半,白杏仁二钱,小蓟炭三钱,大蓟炭三钱,白茅根四钱,仙鹤草三钱,大生地三钱,鲜生地三钱,苦桔梗一钱半,黛蛤散三钱(海浮石三钱同布包),半夏曲二钱(枇杷叶二钱去毛同布包),冬瓜子五钱,怀牛膝三钱,黑芥穗一钱半,冬桑叶二钱,陈阿胶三钱。

方义

白前、紫菀、广陈皮、苏子、杏仁、海浮石、黛蛤散、半夏曲、枇杷叶、冬瓜子止咳祛痰,大蓟炭、小蓟炭、仙鹤草、陈阿胶修补血管,牛膝引血下行,生地、茅根制血动,芥穗、桑叶兼疏表邪。

二诊　服药两剂,血已无,咳稍减,再用强肺气,敛气管法。

炙紫菀一钱半,炙白前一钱半,白杏仁二钱,苦桔梗一钱半,桑白皮一钱半(炙),浙贝母一钱半,川贝母一钱半,瓜蒌皮二钱,瓜蒌子二钱,款冬花一钱半(炙),化橘红一钱半,海浮石三钱(天竺黄二钱同布包),半夏曲二钱(枇杷叶二钱去毛同布包),黛蛤散三钱(苏子一钱半同布包),冬瓜子四钱。

鸡子清二枚煮汤代水煎药,胡冰糖四钱分两次冲服。

方义

白前、桑白皮、川贝母、浙贝母、瓜蒌子、瓜蒌皮、款冬花、桔梗治咳,橘红、苏子、海浮石、天竺黄、半夏曲、枇杷叶、黛蛤散、冬瓜子祛痰清热,鸡子清、胡冰糖强肺气,止烦嗽。

三诊　咳大减,痰亦少,拟用强肺善后法。

肥玉竹一斤,大水梨十斤(去核切碎),共入大铜锅内,煮极透烂,拧渣取汁,加入炼蜜四两,红糖、白糖各二两,熬稠收为膏,每日早晚各服一匙,白开水调服。

（六）腐败性气管炎

本病多续发于慢性气管炎、支气管扩张、肺结核等病之后,因腐败菌之作用,使痰液腐败,成为恶臭之灰绿色浓痰,其呼出之气,亦有臭味,发热为初起之现象,咳嗽不多,大约皆是因痰而咳,所嗽之痰,切勿咽下,因可引起胃肠疾患也。

治疗本病,应以防腐为要务,要用芳香诸药,化其浊气,清热祛痰药,亦应重用。

医案

张君,年三十二岁,嗽已二十余日,现在咳少痰多,气味腐臭,发热口渴,食欲不振,拟用退热、防腐、祛痰、开胃法。

鲜生地五钱,鲜茅根五钱,肥知母二钱,生石膏四钱,酒条芩三钱,真川连一钱半,薏苡仁四钱,白杏仁二钱,佩兰叶三钱,川郁金一钱半,代代花一钱半,厚朴花一钱半,金银花四钱,苦桔梗一钱半,化橘红一钱半,清半夏三钱,黛蛤散四钱(海浮石三钱同布包),冬瓜子四钱,枇杷叶三钱。

方义

茅根、生地、知母、石膏、黄芩、黄连退热防腐,薏苡仁、金银花、杏仁、半夏、桔梗、橘红、海浮石、黛蛤散、冬瓜子、枇杷叶去腐败之痰,佩兰、郁金、厚朴花、代代花芳香化浊,开胃进食。

附记

张君来诊时,将坐即闻腐臭,令人欲呕,咳时气味再甚,病者未言即知为腐败性气管炎矣,张君极贫,师门嘱其不必再诊,本方连服六剂,即能痊愈也。

（七）急性肺炎

古人方书所称肺胀,即近世所谓之肺炎也,急性肺炎有两种,一为真性肺炎,一为支气管肺炎,真性肺炎为原发性,支气管肺炎则多续发于他病之后也,两者病名不同,但中医治法则无大出入,今先论真性肺炎如下。

真性肺炎又名大叶性肺炎,由于传染肺炎菌所致,病者突然恶寒战栗,继而渐发高度之稽留热,呼吸刺痛,气促而喘,咳嗽频频,痰色如锈,有时间发肋膜炎症，因高热亦致神昏谵语，如心脏衰弱而引起肺脏水肿，则难治疗矣。

支气管肺炎，又名小叶性肺炎，亦为病后传染肺炎菌所致，但证候不一，而以咳嗽为主体，发弛张性热，朝低暮升，呼吸频数，手足厥冷，其色青紫，食欲减退，消化不良。

治法，普通外用安福消肿膏或芥子膏，内服消炎、退热、止咳、祛痰药。

医案

班太太，年五十岁，发高热三十九度六，咳嗽喘息，两颊红赤，痰黏难吐，色如铁锈，胸闷肋痛，口干欲饮，是为真性肺炎兼肋膜炎症。

鲜茅根一两，鲜苇根一两，炙白前一钱半，炙前胡一钱半，葶苈子七分（半夏曲二钱，大红枣五枚去核同布包），炙麻黄五分，生石膏五钱，旋覆花二钱（代赭石四钱同布包），白杏仁二钱，炙苏子一钱半，炙广陈皮一钱半，苦桔梗一钱半，干薤白二钱，西洋参一钱半，冬瓜子五钱，鲜地骨皮二钱，炙桑白皮一钱半，枇杷叶四钱（鲜，去毛布包），炙甘草八分。

方义

本方以麻杏石甘及葶苈大枣汤为主，再加茅根、地骨皮退热，前胡、白前、苦桔梗、桑白皮、枇杷叶、半夏曲、广陈皮、苏子消炎止嗽祛痰，另用冬瓜子、薤白、旋覆花、代赭石消肋膜肿痛，用西洋参以防心脏衰弱。

二诊　咳喘如旧，但痰色已变白，肋痛亦轻，热度退至三十八度四。

鲜地骨皮二钱，炙桑白皮一钱半，代赭石三钱（旋覆花二钱同布包），葶苈子七分（半夏曲二钱同布包），海浮石三（黛蛤散三钱同布包），鲜枇杷叶四钱（粳米百粒同布包），白杏仁二钱，炙白前一钱半，炙前胡一钱半，生石膏五钱，焦远志肉二钱，西洋参二钱，炙麻黄五分，冬瓜子四钱，米炒知母三钱，炙广陈皮一钱半，炙紫菀一钱半，干薤白二钱，淡竹叶二钱，鲜苇根六钱，鲜茅根六钱，炙甘草八分。

方义

本方与初诊方同，又和竹叶石膏汤退热耳。

三诊　热已退至三十七度五，不为不速矣，胸肋疼痛，不敢咳嗽，唾白沫痰，口渴思饮，再进退热、消炎、止咳、祛痰之剂。

鲜地骨皮二钱，炙桑白皮一钱半，旋覆花二钱（代赭石三钱同布包），葶荠子七分(半夏曲二钱同布包),鲜枇杷叶三钱(去毛同布包),苦桔梗一钱半,瓜蒌根四钱,白知母三钱(米炒),青橘叶二钱,冬瓜子仁五钱,淡竹叶二钱,白杏仁二钱,海浮石(黛蛤散三钱同布包),焦远志肉二钱,炙紫菀一钱半,炙白前一钱半,另服局方至宝丹。

方义

本方已去麻黄、石膏,加用橘叶消肋膜炎止痛,瓜蒌根止渴,局方至宝丹退余热。

四诊　前方连服两剂,热已退净,咳亦减轻,肋痛亦少,仍不思食,睡不安枕。

浙贝母二钱,川贝母二钱,玫瑰花一钱半,代代花一钱半,炙紫菀一钱半,炙白前一钱半,旋覆花二钱,海浮石三钱同布包,冬瓜子四钱,青橘叶二钱,白杏仁二钱,酒条芩二钱,半夏曲二钱(秫米三钱同布包),生麦芽三钱,生谷芽三钱,佩兰叶三钱,焦远志二钱,广陈皮炭二钱,苦桔梗一钱半。

方义

热已退净,即入于恢复期矣,川贝母、浙贝母、紫菀、白前、杏仁、桔梗、海浮石、旋覆花止咳祛痰,广陈皮炭、橘叶、冬瓜子、酒条芩止痛消炎,半夏曲、焦远志、秫米、佩兰、生谷芽、生麦芽既生胃气,又可安眠,经云:胃不和则卧不安,此之谓也。

五诊　诸症大减,再拟一方,以为善后。

北沙参二钱,南沙参二钱,浙贝母二钱,川贝母二钱,代代花一钱半,玫瑰花一钱半,炙紫菀一钱半,炙白前一钱半,白杏仁二钱,苦桔梗一钱半,干薤白二钱,炒枳壳一钱半,焦远志二钱,生麦芽三钱,生谷芽三钱,佩兰叶三钱,生内金三钱,鲜百合一两。

方义

南沙参、北沙参、鲜百合增强肺气,余药与前方同。

(八)肋膜炎

本病依其肋膜内有无浆液体存在,可分为干性与湿性两种,大抵皆因受寒而发。

干性者,仅显肋间痛而发轻热之普通症状,因肋膜有纤维素沉着,表面仅显粗糙不平,而微闻有擦音,此擦音为干性肋膜炎唯一物理征象,然数日之后该声即消去,故其预后多无危险。

浆液性肋膜炎,病初起时,即微感呼吸困难,是半因发热,半因肋间疼痛之故,全身倦怠(面色苍白),屡屡恶寒,咳嗽,肺受渗出液之压迫而气促,迟延日久,则呈稽留性热,若渗出液化脓时,则其热型不定。

医案一

那先生,年四十七岁,前日微受感冒,昨日感冒愈而忽左右两肋隐隐作疼,伸欠时尤为疼痛,胸闷,饮食不香,是为干性肋膜炎,以通调气机,和胃止痛法。

旋覆花二钱(代赭石三钱包),苦桔梗一钱半,炒枳壳一钱半,丹参(米炒)四钱,全瓜蒌五钱(打),佩兰叶三钱,炒黄连八分,炒吴茱萸二分,薤白二钱,广陈皮炭三钱,鸡内金炭三钱,代代花一钱半,厚朴花一钱半,杏仁二钱,炒麦芽一钱半,炒谷芽一钱半,香附二钱(炒黑),青橘叶二钱。

方义

旋覆花、代赭石、橘叶、苦桔梗、薤白、杏仁、枳壳、瓜蒌、丹参、炒吴茱萸、炒黄连、厚朴花、代代花、香附宽胸,消炎止痛,佩兰、鸡内金、谷芽、麦芽、广陈皮消纳腹胀气,助开胃口。

按　后那君介绍友人来诊,据述服药三剂即愈。

医案二

王先生,年三十四岁,先发高热,咳嗽肋膜间剧痛,据检查为浆液性肋膜炎,曾抽水数次而不能根本治疗,现呈三十八度稽留性热,颜面惨白,轻嗽肋间剧痛,呼吸困难,治以消炎排水退热法。

旋覆花二钱(代赭石四钱同布包),冬瓜子六钱,青橘叶二钱,广陈皮一钱,青皮一钱,炙前胡一钱半,炙紫菀二钱,苦桔梗一钱半,炒枳壳一钱半,杏仁二钱,全瓜蒌(打)八钱,佩兰叶三钱,炒牡丹皮二钱,炒丹参五钱,薤白三钱,半夏曲二钱(枇杷叶二钱去毛同布包),炒黄连一钱,炒吴茱萸五分,黛蛤散三钱(苏子二钱同布包),桑叶二钱,炒赤芍二钱。

方义

橘叶、冬瓜子、青皮、陈皮、旋覆花、代赭石、苦桔梗、瓜蒌、枳壳、炒吴茱萸、炒黄连、丹参、薤白、佩兰消肿止痛,紫菀、前胡、枇杷叶、黛蛤散、苏子、半夏、杏仁治咳嗽,牡丹皮、赤芍、桑叶退热。

二诊 前方连服三剂,发热及肋疼均减轻,咳嗽已愈,前方减黛蛤散、苏子、紫菀、前胡,加茜草二钱,西红花八分。

三诊 疼已大减,又重用冬瓜子、郁金,嘱病者多服,以愈为度。

冬瓜子一两,旋覆花二钱(代赭石四钱同包),青橘叶二钱,茜草根二钱,川郁金二钱,全瓜蒌六钱(打),桃仁二钱,杏仁二钱,代代花一钱半,厚朴一钱半,青皮一钱,陈皮一钱,炒枳壳一钱半,苦桔梗一钱半,炒黄连七分,炒吴茱萸三分,酒丹参四钱,赤芍、白芍各二钱(醋柴胡一钱半同炒),薤白头三钱。

方义

与前方无大出入,取效不更方之意,加郁金、桃仁、柴胡、赤芍、白芍、厚朴花、代代花消肿止痛,以求速愈。

(九)肺脓疡

本病多步于肺炎及气管诸疾患之后而发,大抵全肺叶成为充满脓液之空洞,痰中腥臭,静置之则有脓质沉淀,可用目看见肺脏崩溃腐片,痰色灰褐,其人并微发热,不甚瘦羸,而剧咳,治应排脓为主,无论已成未成,皆当涤痰清热,无使壅涩,则自然易愈也。

医案

刘先生,年五十岁,气短,咳嗽,胸肋微疼,稍发热,痰极腥臭,满室皆闻。

鲜茅根五钱,鲜苇根一尺,白薏苡仁四钱,白杏仁二钱,葶苈子六分(大红枣五枚、半夏曲二钱同布包),苦桔梗一钱半,炒枳壳一钱半,焦远志三钱,炙广红一钱半,炙紫菀二钱,浙贝母二钱,川贝母二钱,瓜蒌根三钱,瓜蒌子二钱,旋覆花一钱半(黛蛤散三钱同布包),海浮石三钱(枇杷叶二钱去毛同包),干薤白二钱,桑叶二钱,桑白皮(炙)一钱半,炙白前一钱半,炙百部一钱半,冬瓜子五钱,西洋参一钱半(原皮),炙甘草五分,甜瓜子四钱。

方义

苇根、茅根、桑白皮、桑叶、瓜蒌根清热,薏苡仁、苦桔梗、冬瓜子、甜瓜子、葶苈子、大枣排脓,降肺气,远志、西洋参治气短,杏仁、紫菀、百部、白前、川贝母、浙贝母、黛蛤散、海浮石、枇杷叶镇咳祛痰,旋覆花、薤白、广陈皮、枳壳、瓜蒌子利胸膈止疼,甘草和诸药兼能缓和滋润。

二诊　服药后异常舒适,诸状略佳,前方去西洋参、瓜蒌,加南沙参、北沙参各二钱,佩兰三钱。

方义

佩兰芳香去恶臭,南沙参、北沙参增肺气。

(十)颚窦发炎

本病旧名脑漏,多因鼻腔炎肿蔓延而发,病人时时流黄色脓涕,气味恶臭,饮食起居一切如恒,施手术亦极困难,盖病灶在颚骨缝处也,治用通窍清火法。

医案

郭女士,年二十六岁,鼻塞,频流黄涕,气味难闻,饮食一切如常,是为颚窦发炎症。

辛夷一钱,大生地三钱(细辛三分同捣),酒川芎一钱半,炒芥穗一钱半,藁本一钱,北防风一钱半,金银花三钱,苦桔梗一钱半,白芷一钱,青连翘三钱,鲜菖蒲三钱(后入),苍耳子一钱半,枯黄芩三钱,黄菊花二钱,蝉蜕一钱半,夏枯草二钱,薄荷一钱半。

方义

方内以通字为主要,如细辛、苍耳子、藁本、川芎、芥穗、防风、菖蒲、白芷、薄荷皆辛通之药,苦桔梗、连翘、金银花、菊花、蝉蜕、夏枯草、枯黄芩清热,消除颚窦炎肿。

按　病人持此方服三四剂后,脓涕渐减,当嘱照方再服,至好为度。服至十四五剂脓涕即完全消清矣。

(十一)花粉病

花粉病与伤风相似,唯头部异常沉闷,鼻眼胀痒,涕泪不止,频频嚏喷,无一刻停时,病人极为痛苦,据考查本病,乃因每年至夏历六七月间,百花生花粉蕊之时,病者因受空气中某数种花粉嗅味感染刺激而发,凡都市及花草繁植之区,较为多见,若筑居山巅或海滨则少,曾有避至海轮中或寒冷地带,暂度一月,待花粉茂盛时期已过,而后返家者,然此等易地治疗,非资产阶级不可,普通人殊不易办到。墨师久居故都,左邻即某大医院,该院人员,患此症者甚多,皆踵门求治,经师思得一法,于辛通疏散之剂,再加清热之品,服之颇效。

医案

刘先生,年四十余岁,目胀,鼻塞而痒,额部感苦闷,清涕眼泪长流,一日恒至浸湿手帕十余块,鼻腔因终日摩擦而红肿,拟用辛通清热之剂。

大生地三钱(细辛三分同捣),炙麻黄三分,连翘三钱,黄菊花二钱,鲜佩兰三钱,鲜鸡苏三钱(后入),炒芥穗一钱半,辛夷一钱,冬桑叶二钱,炒天花粉四钱,酒条芩二钱,蝉蜕一钱半,苦桔梗一钱半,生石膏四钱,山栀衣一钱半,薄荷一钱半,炒赤芍二钱,清茶叶一钱。

方义

细辛、麻黄、辛夷、鸡苏、佩兰、芥穗、薄荷辛通发散,菊花、桑叶治头闷,赤芍、蝉蜕、苦桔梗消鼻腔肿,山栀、连翘、天花粉、条芩、石膏、茶叶清热。

按　刘君在医院服务多年,曾因此病而一度避至俄国,后得墨师此方,则每年至犯时连服数剂,即不可患矣。

翌年又有患者杨先生等只用此法加减治愈。

(十二)鼻衄

此系指单纯鼻衄而言,患者身体毫无异状,唯鼻膜破裂而出血不止,盖其人鼻腔血管脆薄,每以手抠之,即可衄血也,治宜降火下行,兼以修补管壁之法。

医案

郎先生二十余岁,于某宅佣工,今晨忽觉鼻中有物滞涩,因用手指抠之,遂致出血,已数时未止。

鲜生地一两,鲜茅根一两,大黄炭一钱半,牛膝炭四钱,阿胶珠四钱,小蓟炭三钱,大蓟炭三钱,条芩炭二钱,西洋参一钱半,焦远志三钱,牡丹皮炭三钱,炒赤芍二钱,黑山栀一钱半,黑芥穗二钱。

犀角片五分(现用水牛角代),研末先药冲服,外用灯草灰吹鼻孔。

方义

犀角(现用水牛角代)、茅根、生地、赤芍、山栀、芥穗、牡丹皮平抑血液之冲激,大黄、条芩、牛膝引之下行,阿胶增厚血管,西洋参、远志安定心脏。

按　病人服药一剂即止,师门因嘱渠千万不可再用手抠鼻,盖鼻为富有血管之器官,故难受轻微之刺激则可出血,而况以指抠之耶。

三、神经系统疾病

（一）脑贫血

血之灌注全身，其原动力则属之心，然亦依各处所需要多寡而分配之，倘一大区之血路过于扩张，则血液流注甚多，遂引起他部之不足，在脑则脑贫血，在肠则肠贫血，此病属于全身贫血之部分证候，亦有单独局部贫血者。

患者面色苍白，精神倦怠，头痛，嗜卧，耳鸣，眼花，脉搏细数、徐缓而不充实，时发怔忡。

医案

姒太太，年四十余岁，头痛而晕，面色苍白，精神倦怠，眼华闪发，嗜眠，耳鸣，脉小而缓，脑贫血症。

紫贝齿八钱，紫石英五钱（同包），鹿角胶二钱，首乌藤五钱，白蒺藜四钱，东白薇二钱，明玳瑁三钱，草决明三钱，石决明八钱，黄菊花三钱，明天麻一钱半，酒川芎一钱半，当归身二钱，奎白芍三钱，青连翘三钱，大熟地三钱，大生地三钱，焦远志三钱。

方义

本方用四物汤以养血，鹿角胶既养血又可直达头部，紫石英、紫贝齿、首乌藤、白蒺藜安脑神治头痛，石决明、草决明、菊花、连翘清头脑，又治眼华闪发，天麻、白薇、玳瑁治头晕，远志强心。

二诊　连服两剂，头部痛晕均减，精神亦佳，唯耳仍时鸣，拟再进前法。

紫贝齿八钱，紫石英五钱（布包），草决明三钱，石决明八钱，蝉蜕一钱半，生地、熟地各三钱（细辛二分同捣），夜交藤五钱，白蒺藜四钱，白僵蚕一钱半，龙井茶一钱，青连翘三钱，黄菊花三钱，明玳瑁三钱，鹿角胶二钱，酒川芎一钱半，奎白芍三钱，酒当归三钱。

方义

本方用蝉蜕、细辛达耳窍，僵蚕、茶叶治头痛，余药与前方同。

三诊　前方连服四剂，诸症大减，拟用膏滋方根除。

紫石英二两,紫贝齿二两,灵磁石二两,明玳瑁一两,明天麻五钱,首乌藤一两,白蒺藜一两,桑椹一两,女贞子一两,西洋参一两,焦远志一两,陈阿胶一两,鹿角胶一两,东白薇五钱,生地、熟地各一两,当归身一两,奎白芍一两,黄菊花一两,青连翘一两,炙甘草五钱。

药先煮金石品于大铜锅内,约三四小时后,再入草木品,煮极透烂,布拧取汁去渣,兑入二胶共收为膏,每日早晚各服一匙,白开水冲服。

方义

紫石英、紫贝齿、灵磁石、首乌藤、白蒺藜安脑神,治头痛,玳瑁、天麻、桑椹、女贞子、白薇、连翘、黄菊花养脑治头晕,鹿角胶,陈阿胶、奎白芍、当归身、生地、熟地养血,西洋参、焦远志强心,甘草和诸药。

（二）脑充血

脑充血乃血管扩张,而脑血管聚血甚多也,病者当时自觉一股热气汹汹上涌,不可遏止,即感头目眩晕,不能站立,颜面潮红,且有灼热,颈动脉搏动显明,头痛,耳鸣,恶心,需静待片时,则渐渐清醒,重者亦有不省人事,且呈昏睡之状,然致命者甚少,苏醒后即平复如初矣。

此病以神经被刺激为主因,四十岁以上患者较多,血压一定过高,治宜平镇血压,凿通地道,引血下行。

医案

吴君年四十八岁,头痛眩晕,颜面潮红,耳鸣心跳,脉搏强大,两脚易冷,有时麻木,大便秘结,血压收缩压为一百六十五度（现代单位 mmHg）,脑血压高充血症。

紫石英五钱（灵磁石八钱同布包）,金狗脊六钱（去毛）,怀牛膝四钱,双钩藤二钱,首乌藤一钱半,白蒺藜五钱,龙胆草七分（酒炒）,酒大黄一钱半,全瓜蒌六钱（风化硝一钱同捣不去）,焦远志三钱,桑寄生八钱,白僵蚕一钱半（炒）,盐地龙二钱,条黄芩三钱。

方义

紫石英、灵磁石镇坠降血压,狗脊、牛膝、桑寄生引血下行且治脚麻,龙胆草、条黄芩苦寒降血,首乌藤、白蒺藜、钩藤治头痛头晕,大黄、瓜蒌、风化硝通便降血,地龙、僵蚕通耳窍,柔血管,远志强心。

二诊　大便已通,诸症奏效,再进前方,加重药力。

怀牛膝五钱,首乌藤五钱,双钩藤三钱,龙胆草一钱(酒炒),宣木瓜二钱,桑寄生八钱,金狗脊六钱(去毛),生白果十枚(连皮打),条黄芩三钱,白蒺藜五钱,盐地龙二钱,白僵蚕(炒)一钱半,酒大黄一钱半,全瓜蒌六钱(风化硝一钱同捣),焦远志三钱,西洋参一钱半,新青铅一两(锤扁),灵磁石一两,紫石英一两,西瓜子仁二两煮汤代水煎药。

方义

青铅、西瓜子仁均能降血压,生白果治头部眩晕,木瓜达腿部,西洋参强心,余药与前方同。

三诊　前方连服十剂,血压收缩压由一百六十五度降至一百四十度(现代单位mmHg),头已不痛,唯有时眩晕,两脚已不麻木,大便通畅,精神亦佳,拟用常服方,每星期服两剂,可望血压渐复如常。

紫石英一两(灵磁石一两同布包),怀牛膝四钱,龙胆草一钱,条黄芩三钱,嫩桑枝一两,酒地龙二钱,白僵蚕一钱半,酒军炭一钱半,金狗脊六钱(去毛),蝉蜕一钱半,焦远志三钱,西洋参一钱半,茯神三钱,首乌藤五钱,白蒺藜五钱,双钩藤三钱,东白薇二钱,薤白头三钱。

方义

灵磁石、紫石英、牛膝、龙胆草、黄芩降血压,桑枝、狗脊治麻木,蝉蜕、地龙、僵蚕通耳窍,柔血管,首乌藤、白蒺藜、东白薇、钩藤治头部痛晕,大黄、薤白通便,远志、西洋参、茯神强心。

(三)脑出血

脑出血旧名中风,古人议论纷纭,各执一词,或言主火,或言主虚,或言主痰,遂愈演愈幻,致后之学者,废书兴叹,而不得其紧要,盖前人所云之痰、火、风、虚,皆既中风以后之治法,而非卒中之原因也。

凡年高之人,血管壁瘀滞增多,渐渐硬化,若遇充血,每易破裂,但四十岁以下者,血管柔软,故患本病者亦罕见,血压亢进,及糖尿病,均为本病之主要原因。

其前驱症即一般脑充血之现象,进一步若再受重大神经方面刺激,则猝然不省人事,颜面通红,脉搏紧张,瞳孔散大或缩小,二便不禁,呼吸如酣睡,发出吼声,咽下困难,口眼歪斜,四肢放弛,痰涎涌盛,病之轻重,须视病灶泛滥大小而定,若范围小,幸而得苏,亦必遗半身不遂,负疾延年,大抵十年之内,病必再发,即致不救,其范围较大者,往往心脏麻痹而立毙。

医案

王君年五十岁,平素善饮酒,面赤,手凉,血压收缩压一百八十度(现代单位 mmHg),顷间猝然跌倒,口眼歪斜,神志不清,急用降血压,清脑神法。

安宫牛黄丸一料,用开水研饮。

二诊　昨日吃安宫牛黄丸后,情形转佳,神志已清,语言不利,头痛而晕,喉中痰声辘辘,右半身动转不遂,大便不下已三日,拟降血压,安脑神,兼通大便法。

龙胆草一钱半,条黄芩二钱,首乌藤五钱,白蒺藜五钱,双钩藤三钱,滁菊花三钱,青连翘三钱,桑枝一两,桑叶二钱,酒大黄一钱半,元明粉二钱,枳实炭一钱半。

生铁落二两,紫石英二两,怀牛膝一两,西瓜子仁二两,新青铅一两煮汤代水煎药。

方义

生铁落、紫石英、怀牛膝、新青铅、西瓜子仁、龙胆草、条黄芩降血压安脑神,大黄、元明粉、枳实炭通大便引血下行,首乌藤、白蒺藜、钩藤、菊花、连翘、桑叶清头脑,治痛晕,桑枝通络道。

三诊　前方连服两剂,血压降至一百六十度(现代单位 mmHg),大便已通,余症未见大效,再进前法,增加药力,以观如何。

杭白芍四钱(桂枝木五分同炒),白僵蚕一钱半(炒),酒地龙二钱,首乌藤五钱,白蒺藜五钱,龙胆草一钱,条黄芩三钱,桑枝一两,桑叶二钱,东白薇二钱,明玳瑁三钱,滁菊花三钱,青连翘三钱,双钩藤二钱。

生铁落一两,紫石英一两,怀牛膝一两,西瓜了仁二两,上四味煮汤代水煎药。

方义

脑出血症最忌用动药,唯血压下降后,亦可渐渐应用之,本方即用僵蚕、地龙、桂枝诸药,通达络道,如见效即可加入活血药矣,白薇、玳瑁清脑,治晕,杭白芍、甘草缓和神经,余药同前,不重赘述。

四诊　前方连服两剂,头部痛晕已见少效,右半身亦有疼痛感觉,是乃佳象,若仍不痛不麻,毫无知觉,恐成半身不遂症,无能为力矣。

杭白芍四钱（桂枝木五分同炒），片姜黄一钱半，金狗脊五钱（去毛），芜蔚子二钱，炒蒲黄一钱半，首乌藤五钱，白蒺藜五钱，双钩藤二钱，白僵蚕一钱半（炒），酒地龙二钱，东白薇二钱，龙胆草一钱，条黄芩三钱，黄菊花三钱，青连翘三钱，炙甘草五分。

灵磁石一两，紫石英一两，怀牛膝八钱，嫩桑枝一两，西瓜子仁二两，煮汤代水煎药。

方义

片姜黄达上肢，金狗脊达下肢，芜蔚子活血治头痛，蒲黄治语言不利，余药与前方同。

五诊 前方连服三剂，头部痛晕大效，血压降至一百四十五度以下，语言仍不甚利，右半身仍有疼痛感觉，口眼歪斜已正，再进前方，药味不改，语云：效不更方也。

六诊 四诊方又服三剂，共计六剂之数，诸症均效，头已不痛，唯晕，自觉语言时舌根较前活动，右手渐能抬举，右腿尚不吃力，仍本前法，稍加更改，再服三剂。

灵磁石八钱（紫石英六钱同包），嫩桑枝一两，怀牛膝八钱，双钩藤二钱，生白果十枚（打），明玳瑁三钱，条黄芩三钱，首乌藤五钱，白蒺藜五钱，金狗脊六钱（去毛），宣木瓜二钱，片姜黄一钱半，炒蒲黄一钱半，旋覆花一钱半（新绛一钱半同包），酒地龙二钱，白僵蚕一钱半（炒）。

方义

白果治头晕，木瓜治腿痛，新绛、旋覆花为活血通络剂，余药与先同。

七诊 前方连服四剂，头晕更减，右臂抬举渐高，持物尚觉无力，右腿试行数次，仍不甚利。

灵磁石八钱（紫石英五钱同包），金狗脊六钱（去毛），桑寄生八钱，宣木瓜二钱，功劳叶三钱，伸筋草二钱，片姜黄一钱半，左秦艽一钱半，旋覆花二钱（新绛一钱半同包），酒地龙二钱，白僵蚕一钱半（炒），炒蒲黄一钱半，龙胆草七分，条黄芩三钱，怀牛膝五钱。

方义

本方多用通达经络诸药，除以先用者外又加功劳叶、伸筋草、左秦艽三味。

八诊 前方又连服四剂,症象更佳,经人扶持已能下地行走,右臂及手较先更觉活动,言语虽不能为常人之自如,已能迟缓试步,症状如斯,渐入良途,今拟善后方剂,俟后每隔一日即服一剂,或每星期内服两剂,至愈为度。

紫石英五钱(煅灵磁石六钱同包),金狗脊六钱(去毛),功劳叶三钱,左秦艽一钱半,杭白芍四钱(桂枝木五分同炒),宣木瓜二钱,伸筋草二钱,虎骨胶二钱(现以狗骨代),大熟地三钱(砂仁一钱半同捣),炒蒲黄一钱半,片姜黄一钱半,白僵蚕一钱半(炒),酒地龙二钱,炙甘草五分,旋覆花一钱半(新绛一钱半同包),怀牛膝三钱。

方义

紫石英、灵磁石、牛膝降血压,安脑神,金狗脊、功劳叶、左秦艽、桂枝木、宣木瓜、伸筋草、虎骨胶(现以狗骨代)、白僵蚕、酒地龙、新绛、旋覆花、片姜黄活血通络达四肢,熟地养血,杭白芍、甘草缓和神经止疼痛。

按 脑出血症,多不易治,毛细血管出血或可治愈,但亦不能行动如常,若大血管出血,则立致死亡,如王君者乃微血管破裂,经用安宫牛黄丸后,血管停止出血,继用降血压药,防止血管再破,然后施以通络活血剂,使其功能恢复,治疗层次井然,殊可为法,若初起即用小续命汤、大秦艽汤等动药,反致血管继续破裂,危险立至,不可不慎重也。

(四)偏头痛

本病症状完全概括于神经衰弱内,为脑神经疾患,其所以有区别者,乃病人头部偏左偏右疼痛特甚,故其治法,亦因之而异,施剂处方,视症情而着重变通,此正是国医之特长,以示其药物搜罗之富,配合之妙,是用可以玄夸于外人者也。

凡诸类此之疾病,一俟其症状稍已后,即应更进一步,施用补剂,庶几可以根除矣。

医案

郭女士,年二十余岁,素患头痛症,位于左太阳穴处,痛时颜面苍白,多汗,数小时后痛渐消失,而眩晕,耳鸣,眼华闪发,精神倦怠,拟用止痛、安神、活血、通络法。

紫贝齿八钱,紫石英五钱(同包),酒川芎一钱半,白僵蚕一钱半(炒),苦丁茶一钱,蔓荆子一钱半,茺蔚子二钱,黄菊花二钱,明天麻一钱半,双钩藤二钱,首乌藤五钱,白蒺藜五钱,霜桑叶二钱,酒当归三钱,大生地三钱(细辛三分同捣),奎白芍五钱。

方义

紫石英、紫贝齿、首乌藤、白蒺藜安神止痛,细辛、川芎、白僵蚕、明天麻通络止疼,酒当归、茺蔚子活血止痛,苦丁茶、双钩藤、黄菊花、霜桑叶清脑止痛,奎白芍舒展神经,生地解细辛之燥烈。

二诊　前方连服两剂,疼痛时间已较先短少,而眼华闪发、眩晕、耳鸣尚未见效,拟再进前法,增加药力。

紫贝齿八钱,紫石英五钱(同包),草决明三钱,石决明一两,大生地三钱(细辛五分同捣),首乌藤五钱,白蒺藜五钱,茺蔚子三钱(酒炒),白僵蚕二钱(炒),酒地龙二钱,蝉蜕一钱半,明玳瑁三钱,明天麻一钱半,苦丁茶一钱,双钩藤二钱,酒川芎一钱半,霜桑叶二钱。

外用活蝎一枚,皂角同等分,合捣如泥贴患处。

方义

语云:通则不痛,痛则不通,故本方重用细辛,又加地龙,耳鸣用蝉蜕,眩晕加玳瑁、石决明,眼华闪发用草决明,余药与前方同。

三诊　前方服两剂后,疼痛大减,故又连服两剂,先后共服四剂矣,每日只有时微痛,眩晕亦减,精神转佳,拟用膏方收功。

紫石英二两,灵磁石二两,石决明三两,首乌藤二两,白蒺藜二两,明天麻一两,明玳瑁一两,酒地龙一两,北细辛五钱,大生地一两,酒川芎一两,茺蔚子二两,白僵蚕一两,双钩藤一两,苦丁茶三钱,当归身一两,奎白芍二两,青连翘一两,蔓荆子一两,甘菊花一两。

共入大铜锅内,煮极透烂,取汁去渣,收为膏,每日早晚各服一茶匙,白开水冲。

方义

安神止痛用紫石英、灵磁石、石决明、首乌藤、白蒺藜,通络止痛用地龙、细辛、僵蚕、天麻、川芎,清脑止痛用玳瑁、钩藤、连翘、菊花、蔓荆子、苦丁茶、茺蔚子活血止痛,四物汤养血。

(五)眩晕

本病因神经失调及循环障碍而起,病者视物稍久,辄目晃而黑,物皆转动,晕极则作呕吐,耳鸣出汗,面色苍白,大便干燥,时发时止,医者调理其胃肠,使之睡眠安稳,而神经方面自能恢复矣。

医案

孔先生,年三十余岁,头晕目眩,数日一发,甚或一日数发,以致不能批阅书报,便秘,微呃,眼胀耳鸣。

紫贝齿八钱,紫石英五钱(同包),冬青子三钱,桑椹三钱,焦远志三钱,云茯神三钱,旋覆花一钱半(代赭石四钱同包),半夏曲三钱(磁朱丸三钱同包),夏枯草一钱半,晚蚕沙三钱(炒焦皂角子三钱同包),东白薇二钱,白蒺藜五钱,白僵蚕一钱半(炒),炒枳壳一钱半,苦桔梗一钱半,紫丹参五钱(米炒),明天麻一钱半,黄菊花二钱。

方义

紫石英、紫贝齿、白蒺藜安神经,冬青子、桑椹、白薇、僵蚕、天麻、菊花清头眩,焦远志、茯神、夏枯草、半夏、磁朱丸镇脑安眠,蚕砂、皂角子、枳壳、苦桔梗、丹参、旋覆花、代赭石润便,调理胃肠。

二诊　服药后稍佳,唯此非数剂可愈之症,劝令照方多服,又拟一丸方俾其常服。

每日早服杞菊地黄丸三钱。

夜临卧服天王补心丹三钱。

均用白开水送。

(六)神经衰弱

此病为目下最流行之疾患,以繁荣都市及生活环境复杂之区,尤其泛滥播植,近日青年患者最多,诸因社会经济艰难,谋生不易之故,更有手淫或房事过度,神经过劳,受重大感情激动,均可致神经衰弱。

病人多惧多怒,情调变幻无常,不能用脑,目胀,头晕而痛,心跳,食欲不佳,睡眠少,汗多,梦多,周身疲劳乏力,颜面苍白,生殖器障碍,男子遗精早泄,女子白带、月经不调。

古人以忧愁郁怒为肝病,于今细推其所论之症状,莫不与脑神经相吻合,然则古医书所谓肝病乃西医所指神经,习医者于此入手,庶几神经质疾病,可略有门径矣,此病治法,需视病者程度之深浅,而投药饵,然亦是舒缓神经,调理胃肠,安脑养血,数法尽之矣。

医案

白太太,年五十岁,平素思虑过度,失眠,心跳,头晕而痛,饮食无味,善惊,喜怒,均为神经衰弱之现象也,拟安脑神,强心脏,调胃肠,养血液法。

磁朱丸三钱(紫石英五钱同包),北秫米三钱(布包),清半夏三钱,朱茯神三钱,焦远志三钱,西洋参一钱半,广陈皮炭三钱,枳实炭一钱半,首乌藤五钱,白蒺藜五钱,姜竹茹二钱,酒川芎一钱半,明天麻一钱半,生地、熟地各三钱(砂仁半钱同捣),当归身二钱,奎白芍三钱,炙甘草五分。

方义

半夏秫米汤及温胆汤均可安眠,磁朱丸一般用为治眼疾之药,其实可安脑神,又加紫石英、首乌藤、白蒺藜、明天麻治头部晕痛,四物汤能养血,茯神、远志、西洋参既能强心又可安眠。

二诊　前方连服两剂,稍能入睡,惊悸又醒,饮食略佳,头脑较前感觉清快,拟再进前法。

磁朱丸四钱(秫米三钱同包),首乌藤五钱,大熟地三钱,大生地三钱,白蒺藜五钱,清半夏三钱,西洋参一钱半,当归身二钱,真川连一钱,陈阿胶三钱,奎白芍三钱,明天麻一钱半,酒川芎一钱半,明玳瑁三钱,焦远志三钱,朱茯神三钱。

鸡子黄二枚分两次兑服。

方义

本方为四物汤、半夏秫米汤、黄连阿胶鸡子黄汤之合剂,均为养血安神法,首乌藤、白蒺藜、玳瑁、天麻治头晕痛,茯神远志西洋参强心安眠。

三诊　前方连服四剂,已能安眠五六小时,且亦无乱梦之扰,头部痛晕大减,仍拟前法,促其速效。

磁朱丸四钱(秫米三钱同包),酸枣仁四钱(生炒各半),野百合四钱,明玳瑁四钱,夜合花三钱,白蒺藜四钱,清半夏三钱,真川黄连一钱半,东白薇一钱半,阿胶珠三钱,朱茯神三钱,焦远志三钱,西洋参一钱半,代代花一钱半,厚朴花一钱半,香稻芽五钱。

生鸡子黄二枚,分两次兑服。

方义

本方仍用半夏秫米汤及黄连阿胶鸡子黄汤之合剂,增入百合、夜合花之安神,厚朴花、代代花、香稻芽之开胃。

四诊 前方连服四剂,睡眠甚佳,头部已不疼痛,心跳气促之症亦减,饮食有味但不敢多食,恐消化力尚不足也,拟用丸剂常服除根。

每日早服天麻丸一钱半。

下午服加味保和丸二钱。

夜临卧服天王补心丹一丸。

均用白开水送,共服一个月。

方义

天麻丸治头脑,加味保和丸助消化,天王补心丹安眠强心脏。

(七)脏躁病

脏躁一症今之研究病原者,尚纷无定论,不外为大脑皮质官能病,而与男女性之紊乱,亦不无相当之关系也。

此病以青年妇女患者居多,其症象复杂,皆由病人思想所幻化,千奇百怪,瞬息万变,然俱是神经作用,故病人之陈述,多不可信,一般症状皆食欲不振,烦恼不眠,心神恍惚,出汗,忽悲忽喜,状如神灵所附,并自觉其身体各处,有一股气物窜动,凡气所至则感疼痛,是名为歇斯底里球,有时病者因欲搏他人同情,乃致有各类可骇可笑之行为,此首需安静疗养,使病人不受刺激,再治以甘缓滋养、诸安脑及纾缓神经之剂。

医案

谢女士,年二十六岁,未婚,患脏躁病,行动异常,哭笑无定,耳聋,目凝,感觉错误,语无伦次,手指颤动,大便干燥,极易出汗,睡眠不安,拟安脑神法。

磁朱丸四钱(秫米三钱同包),生铁落一两(布包),炙甘草二钱,浮小麦一两,紫贝齿八钱,紫石英五钱(同包),酒军炭一钱半,全瓜蒌六钱(元明粉一钱同捣),枳实炭一钱半,青竹茹二钱,广陈皮炭三钱,清半夏三钱,明玳瑁三钱,朱茯神三钱,大红枣十枚。

方义

本方用半夏秫米汤及温胆汤安眠,承气汤通大便,甘麦大枣汤安定神经,又加生铁落饮及紫石英、紫贝齿、磁朱丸镇脑安神,玳瑁清头部,茯神定心志。

二诊 前方连服六剂,诸症均现安静,思想错误时亦知改悔,大便日日通畅,现象甚佳,唯有时长叹悲泣而已,仍拟前法多服为妙。

炙甘草二钱,浮小麦一两,紫石英五钱,紫贝齿八钱(同包),磁朱丸四钱(秫米三钱同包),龙胆草一钱,野百合四钱,首乌藤五钱,白蒺藜五钱,节菖蒲一钱半,明玳瑁三钱,清半夏三钱,条黄芩二钱,焦远志三钱,朱茯神三钱,大红枣十枚。

方义

本方仍以甘麦大枣汤及半夏秫米汤为主方,又加紫石英、紫贝齿、磁朱丸、玳瑁、菖蒲、首乌藤、白蒺藜、百合、茯神、远志安脑神定心志,龙胆草、条黄芩清热。

(八)癫痫

此即俗所谓"羊痫风",系官能性神经疾患,以未发育之幼童为多,盖小儿神经不健全之故,及其身体发育完全后,或可渐渐恢复矣。

本病在未发之先有一种局部感觉,如胃灼热,心悸跳等,是谓之曰"痫兆",将发作时,全身情绪不愉,头部感闷,继而猝然倒地,颜面苍白,手足抽搐,遗尿,若病来持续甚久,病人知觉不能复原,脉搏、呼吸、体温俱增,辄至常常危及生命,亦有一过数秒钟,意识即刻复原者。

医案

孟君二十六岁,患癫痫症已四五年之久,病来时突然跌倒,不省人事,四肢抽搐,颜面苍白,口角流涎,小便失禁,数分钟后自能醒转,平素头时晕痛,或觉沉郁,意志悲观,睡眠不安。

节菖蒲一钱半,酒地龙二钱,白僵蚕一钱半(炒),芜蔚子二钱,川郁金一钱半,明天麻一钱半,明玳瑁三钱,紫贝齿八钱,紫石英五钱(同包),磁朱丸四钱(秫米三钱同包),清半夏三钱,首乌藤五钱,白蒺藜五钱,酒川芎一钱半,酒当归三钱,朱茯神三钱,奎白芍四钱。

方义

菖蒲、郁金芳香通窍,地龙、僵蚕、奎白芍舒展神经,芜蔚子、酒川芎、酒当归养血,紫石英、紫贝齿、磁朱丸、朱茯神及半夏秫米汤安眠镇脑,天麻、玳瑁、首乌藤、白蒺藜治头晕头痛。

二诊 前方连服四剂,癫痫竟未再发,殊令人快意,拟用常服方,或可不再重犯也。

紫贝齿八钱，紫石英五钱（同包），磁朱丸四钱（秫米三钱同包），酒川芎一钱半，酒当归三钱，酒生地三钱，奎白芍四钱，清半夏三钱，炒蕤仁四钱，首乌藤五钱，白蒺藜五钱，双钩藤二钱，节菖蒲五钱，川郁金一钱半，酒地龙二钱，白僵蚕一钱半（炒），茺蔚子二钱。

方义

本方与先方同，又加钩藤、蕤仁清脑，生地养血。

（九）特发性多发性神经炎

本病多发于受感冒之后，间有因过劳或无端自起者，然其真正原因尚不甚明了，大凡此病皆突然暴发，周身弛缓，四肢疼痛，甚或全身肌力丧失，关节肿胀，以上各症象与急性关节风湿疼痛多相似处，故常为医生所误认，为本病周身肌肉麻痹，知觉过敏，而急性关节炎则无之，且病人有厌食头痛并显恶寒战栗之状，其最剧烈者，在七至十日内因呼吸肌受累或心脏瘫软而致命，治以退热祛风为主。

医案

赵君年二十四岁，感后发三十九度二之高热，四肢及臀部发牵引性疼痛，皮肤知觉过敏，是乃特发性多发性神经炎症。

赤芍、白芍各三钱（桂枝木七分同炒不去），鲜茅根五钱，鲜苇根一两，淡豆豉四钱，桑枝一两，桑叶二钱，山栀衣一钱半，北防风一钱半，左秦艽一钱半，独活一钱半，金狗脊五钱（去毛），炙甘草一钱，汉防己三钱，木瓜二钱，白僵蚕一钱半（炒），片姜黄一钱半，酒地龙二钱。

紫雪丹二钱，分两次冲服。

方义

本方为独活寄生汤之加减，功能止痛，苇根、茅根、赤芍、豆豉、山栀退热，地龙、僵蚕通络道，姜黄、木瓜、狗脊达四肢，紫雪丹既可止痛，又可退热。

二诊　连服两剂，热退至三十七度六，疼痛减少，已能入睡，再服药两剂后，痛止热退即可不必服药，多加调摄为要。

赤芍、白芍各三钱（桂枝木五分同炒不去），大生地三钱（细辛三分同捣不去），白僵蚕一钱半（炒），桑枝一两，桑叶二钱，酒地龙二钱，炒芥穗二钱，淡豆豉三钱，姜黄一钱半，山栀衣一钱半，宣木瓜二钱，金狗脊五钱（去毛），炙甘草五分,左秦艽一钱半。

紫雪丹一钱,分两次冲服。

方义

本方与前方无大出入,只加生地退热,细辛止痛,防风改用芥穗而已。

（十）三叉神经痛

三叉神经,又名第五神经,此类疼痛约分为轻性与重性两种,病者大抵四十岁以后方始发现,然无明著之病原,轻者多因受某病（如牙骨疡或其神经放射痛）之连累而致,重者则痛骤然而起,继而间歇发作,但每发一次,其间歇时期即缩短,而阵痛亦随之延长增重,此症与外来之刺激非常有关,例如被冷风吹袭、言语过劳等,皆可诱发,治疗需舒经活络为主,以通为第一要义。

医案

邝太太,年五旬余,下眼窝处时时疼痛,用手揉之痛可稍止,拟通络止痛法。

酒川芎一钱半,白僵蚕一钱半（炒）,酒地龙二钱,白芷一钱半,北防风一钱半,炒芥穗一钱半,条黄芩二钱,独活五分,羌活五分,杭白芍四钱（醋柴胡一钱同炒）,炙甘草七分,大生地三钱（细辛三分同捣）,杏仁二钱,桃仁二钱,酒当归三钱,薄荷梗一钱半。

方义

本方为清空膏之加味,功能活血,止痛,通调气道,舒展神经。

（十一）坐骨神经痛

本病于臀部沿大腿后面至膝腘处,发生疼痛,起初微觉倦怠,患处酸懒,甚则牵连全腿皆疼,不能伸屈,夜间增剧,此症因感冒过劳而发者甚多,亦有于愈后经过数月或数年而重患者。

医案

孙老先生,年五十九岁,左股剧痛,不能弯侧,因之膝踝皆疼,步履艰难,其余如常,是乃坐骨神经痛,拟舒展筋络,抗止神经疼痛法。

南天烛三钱,黑豆衣五钱（热黄酒淋三次）,杭白芍五钱（桂枝木七分同炒）,生地、熟地各二钱（细辛三分同捣）,功劳子三钱,汉防己三钱,宣木瓜二钱,左秦艽一钱半,金狗脊五钱（去毛）,桑寄生六钱,川杜仲三钱（炒）,酒当归三钱,生黄芪八钱,酒川芎一钱半,甘草节一钱。

方义

天烛、功劳子专止坐骨神经痛,木瓜、黑豆衣、狗脊、杭白芍、桂枝、细辛、防己、秦艽、桑寄生、当归、川芎、甘草节舒通下肢筋络而止疼,生地、熟地、生黄芪增助抵抗力。

二诊 服三剂,痛稍已,未见大效,仍用前法,但殊嫌黄芪增助抵抗之力尚小,乃加制附片一钱半以资补充,试观如何。

三诊 又服三剂,病去大半,因去细辛,嘱再服三四剂而愈。

四、消化系统疾病

(一)口腔发炎

口腔发炎有三种之别,分条略述于下。

1. **加答儿性口内炎** 俗谓之"口疮",为口腔黏膜潮红、肿胀、灼热,如发生"表在性溃疡"时,口腔疼痛,口臭,口干或流涎,中医云为胃热所致,通常用清热消炎法,即能痊愈。

2. **溃疡性口内炎** 俗谓之"牙疳",下颚齿龈部黏膜肿胀潮红,易于出血,渐次蔓延于全齿,以及口腔,溃疡出脓,牙齿动摇,甚至脱落,治疗法以防腐、排脓、解毒、消炎为主。

3. **阿布答性口内炎** 俗谓之"口糜",颚下腺先行肿胀,渐次蔓延口腔及头部,口腔黏膜上,生有微凸起之类白色斑点,周围绕有红晕,次第压迫喉头、食管等处,咀嚼、咽下颇为困难,预后极不良,治疗以解毒、消炎、防腐、清热法,又有久病而口糜者,是乃胃腑腐坏之征,并无治法也。

医案一

赵君,十九岁,口腔黏膜浅溃疡数处,疼痛,流涎,大便已三日未下,加答儿性口内炎症,拟用清热消炎法。

蒲公英三钱,牛蒡子二钱,甘中黄一钱半,马勃一钱半(青黛一钱同布包,硼砂五分),金银花三钱,青连翘三钱,酒条芩二钱,山栀一钱半,川锦纹一钱半,全瓜蒌六钱(元明粉一钱半同捣),薄荷梗一钱半,玄参四钱,苦桔梗一钱半,浙贝母二钱。

方义

本方乃凉膈散之加味,泻火,清热,消炎,嘱其连服四剂,外用绿袍散敷患处,痛止,热解,即为痊愈。

医案二

王小姐,年十岁,齿龈肿胀出血,溃疡有脓,牙疳症也。

龙胆草七分,条黄芩一钱半,炒蒲黄一钱半,黄柏一钱半,怀牛膝二钱,川黄连一钱,山栀衣一钱半,马勃一钱半(硼砂五分同包),苦桔梗一钱半,金银花三钱,白薏苡仁二钱,佩兰三钱,甘中黄一钱半,大生地三钱(细辛二分同捣),牡丹皮二钱,当归尾一钱半,炒赤芍二钱,川楝子二钱。

方义

本方乃黄连解毒汤及清胃散之合剂,另加龙胆草、赤芍、川楝子清热,蒲黄、细辛止痛,硼砂、马勃解毒,消炎,牛膝引热下行,金银花、薏苡仁、桔梗排脓,佩兰芳香化浊。

医案三

胡君,二十余岁,口腔内满布白色斑点,疼痛不能饮食,是为口糜症。

洋芦荟一钱半,生石膏五钱,原麦冬二钱,金果榄三钱,甘中黄二钱,当归尾二钱,山栀皮二钱,川黄连一钱半,盐黄柏一钱半,条黄芩二钱,大黄炭一钱半,肥知母二钱,佩兰叶三钱,天花粉三钱,盐玄参四钱,山豆根一钱半。

外用锡类散敷患处。

方义

本方为当归龙荟汤及白虎汤之加减,消炎,解毒,清热,再入麦冬、天花粉、玄参养阴,金果榄、佩兰和胃,山豆根消炎止痛。

(二)急性口峡炎

扁桃体,口盖弓及软口盖黏膜炎症,总称之曰口峡炎,感冒后颇习见,咽痛发热,咽下困难,唾液分泌增多,扁桃体上或现有黄白色斑点,但与白喉确不相同,不可误认,平素多食之人,颇易罹之,先用退热消炎法,继用止痛消积法,即能痊愈。

医案

魏君，发热三十八度二，扁桃体肿痛，头部四肢亦疼，舌苔黄厚，口渴思饮，急性口峡炎症。

鲜茅根五钱，鲜苇根一两，蔓荆子一钱半（炒），薄荷梗一钱半，桑枝六钱，桑叶二钱，蒲公英三钱，牛蒡子二钱，甘中黄一钱半，马勃一钱半（青黛一钱同包），苦桔梗一钱半，淡豆豉四钱，炒枳壳一钱半，杏仁二钱，干薤白二钱，忍冬藤三钱，青连翘三钱，山栀一钱半。

方义

苇根、茅根、桑叶、桑枝、豆豉、山栀、薄荷、蔓荆子退热，解表，蒲公英、牛蒡子、马勃、青黛、忍冬、连翘、杏仁、桔梗、甘中黄消炎，止痛，解毒，清热，炒枳壳、干薤白通腑气。

二诊　热已全退，大便未下，扁桃体肿痛，食欲不振，再进消炎、止痛、导滞、开胃法。

山慈菇三钱，蒲公英三钱，牛蒡子二钱，连翘三钱，锦灯笼二钱，金果榄三钱，浙贝母二钱，马勃一钱半（青黛一钱同包），炒枳壳一钱半，大黄炭一钱半，全瓜蒌六钱（元明粉二钱同捣），杏仁二钱，霜桑叶二钱，酒条芩二钱，板蓝根二钱，薤白二钱，代代花一钱半，厚朴花一钱半，焦内金三钱，炒麦芽三钱，炒谷芽三钱，佩兰三钱，甘中黄二钱，薄荷梗一钱半。

方义

山慈菇、蒲公英、马勃、青黛、牛蒡子、锦灯笼、金果榄、板蓝根、浙贝母消炎止痛，连翘、杏仁、薄荷、桑叶、甘中黄、酒条芩清热解毒，大黄炭、元明粉、瓜蒌、薤白通调大便，代代花、厚朴花、焦内金、谷芽、麦芽、佩兰、枳壳消积开胃。

（三）食管狭窄

咽下困难，食后即吐，普通名之曰噎膈，食管癌也，服药极难治愈，而有以药物治愈者，乃食管狭窄症，如怀疑食管癌，以 X 线诊断之，最为准确。

本病以扩张食管、活血、降逆为适当疗法。

医案

孙君，三十余岁，形容消瘦，脉小而迟，咽下困难，食后即吐，据云为强饮热汤，遂以致此，经医院以 X 线检查，确非食管癌，为食管狭窄症也。

旋覆花二钱(代赭石五钱同包),茜草根二钱,怀牛膝三钱,丹参五钱,白芝麻一两(研),炒黄连八分,炒吴茱萸二分,西洋参一钱半,杏仁二钱,桃仁二钱,生麦芽三钱,谷芽三钱,白扁豆一两,干薤白二钱,法半夏三钱。

本方多服,至愈为度。

方义

旋覆代赭汤为治本病之主方,丹参、茜草、桃仁、杏仁活血,牛膝,降逆,芝麻润泽食管,白扁豆、半夏、吴茱萸、黄连止呕,谷芽、麦芽生胃气,西洋参养胃阴,薤白通气络。

按 本病虽较食管癌稍有治法,但能痊愈者,亦只十之三四而已,上列之医案,似较他种治法合理,如代赭石有扩张食管之力,且能降逆止呕,白芝麻有润泽之功,而亦为食物之一种,又如白扁豆、谷芽、麦芽均为食料,既可疗疾又可补身体之不足,刘君服药二十余剂,确已痊可,遂因引以为例也。

(四)食管炎

本病有急性同慢性两种,其原因不外为食管过受刺激,如烟酒等引起发炎,咽下疼痛,或兼呕吐,治疗以止痛消炎法。

医案

崔君平素不善饮酒,日昨赴筵,经友勉强劝饮,服麦酒过猛,食管辣痛,热汤及面饭诸食物均不敢下咽,急用止痛消炎法,连服四剂,渐即痊愈。

旋覆花一钱半(代赭石四钱同包),蒲公英三钱,牛蒡子二钱,丹参四钱,干薤白二钱,苦桔梗一钱半,枳椇子二钱,葛花二钱,酒条芩二钱,炙甘草一钱,茜草根二钱,郁金一钱半,壳砂仁一钱半,赤芍二钱,白芍二钱。

方义

旋覆花、代赭石、蒲公英、牛蒡子、茜草根、苦桔梗、赤芍、白芍、酒条芩、炙甘草、丹参消炎止痛,郁金、薤白、砂仁通络道,和胃肠,枳椇子、葛花解酒毒。

(五)神经性胃痉挛

此症大多突然而发,胃部重压微疼,恶心而至呕吐,头痛,颜面苍白,甚者自上腹部向背部,胃之放散线处有弥漫性疼痛,此症之特点,即经过一定时间之后,则毫无苦痛,再过数日或数月,又复再发,治宜镇静胃部神经痉挛之法。

医案

于太太，年四十二岁，食后则呕吐，此病已有年余，两三月或十数日辄发一次，一两日即愈，胸闷噫气，头痛，大便少，舌苔微黄。

野於术一钱半（土炒），淡吴茱萸一钱（川连五分同炒），西洋参一钱半（原皮），生姜渣一钱，旋覆花二钱（代赭石三钱同包），清半夏三钱，桔梗一钱半，藿梗一钱半，广陈皮炭三钱，怀牛膝三钱，炒枳壳一钱半，全瓜蒌六钱（打），干薤白二钱，鸡内金炭三钱，晚蚕沙三钱（炒焦皂角子三钱同包），白僵蚕二钱（炒），白蒺藜四钱。

方义

白蒺藜、僵蚕、西洋参、吴茱萸、川连、生姜渣能镇静胃神经，止呕吐，兼治头痛，於术、半夏、藿梗、桔梗、旋覆花、代赭石、牛膝、广陈皮炭、鸡内金炭、枳壳、蚕沙、皂角子、瓜蒌、薤白健胃止放散性疼，使浊气下行。

二诊　服两剂头痛止，呕吐亦不似昨日之剧烈，已不噫气，而虚恭甚多。

前方去白蒺藜、僵蚕、牛膝，再加白扁豆八钱，另以伏龙肝二两煎汤代水煎药。

（六）急性胃炎

凡饮食不慎，多易引起胃炎，如强食暴饮，食物过冷过热，或过用刺激物如酒类、酸类、咸类等，或发于急性传染病之后者，如流行感冒、伤寒、丹毒等，胃部疼痛、胀满、呕吐、恶心、嗳气、嘈杂，食欲不振，舌苔污垢，口臭，口渴，头痛而晕，并不发热，但为传染性者，则有轻度发热，呕吐多量黏液，味极酸苦，大便多不通畅，或亦有下利者，仍侵及肠管之象也，症状繁多，治法颇易，若因服毒物而引起胃炎，则当别论矣。

医案

钱君，因天热燥渴，服冷食过多，遂致胃痛，呕吐，胸间胀闷，大便微溏，拟用止痛、消炎、调和胃肠法。

豆蔻壳一钱半，砂仁壳一钱半，半夏曲二钱，建神曲二钱，香附二钱，藿梗一钱半，苏梗一钱半，姜厚朴一钱半，广陈皮炭三钱，炒黄连八分，炒吴茱萸二分，竹茹二钱（姜炒），佩兰叶三钱，扁豆花二钱，扁豆衣（炒）二钱，焦内金三钱，通草一钱半，炒枳壳一钱半，白檀香一钱，酒丹参四钱。

方义

香苏饮为治急性胃炎最效方,故以此汤为主,又入檀香、丹参、豆蔻壳、砂仁壳、厚朴、竹茹、吴茱萸、黄连、半夏、佩兰和胃止痛,广陈皮炭、焦内金、建神曲、枳壳、消纳炭气,除胸间胀闷,扁豆衣、扁豆花能吸收肠液,而防止下利,通草行水。

二诊　呕止,痛减,苔厚,胸闷,大便如常,食欲未振,积滞未消之征也。

代代花一钱半,厚朴花一钱半,豆蔻壳一钱半,砂仁壳一钱半,半夏曲二钱,六神曲二钱,炒枳壳一钱半,炒麦芽三钱,炒谷芽三钱,焦内金三钱,广陈皮炭三钱,炒山楂三钱,焦槟榔三钱,佩兰叶三钱,白杏仁二钱,野於术一钱,莱菔缨三钱,莱菔子(炒)一钱半。

方义

四消饮消食积最妙,代代花、厚朴花、豆蔻壳、砂仁壳、佩兰芳香开胃,半夏曲、广陈皮炭、炒枳壳、焦内金、杏仁除胸闷,野於术增助胃消化,莱菔子、莱菔缨通调腑气。

(七)慢性胃炎

慢性胃炎续发于他病之后者较多,特发性者亦有,如暴食强饮,及口腔不洁等,中医旧说之肝胃气痛,即本病也,自觉胃部膨满,有时疼痛,舌苔污垢,食欲缺之,嘈杂,嗳气,大便忽溏忽结,口酸,口苦,头晕时痛,患者颜面表现贫血,精神倦怠,忧郁烦怒,呕吐症状颇为少见,唯酒客有之,治法则以对症疗法为适当,因其症状复杂也,饮食调养亦极重要,难消化及含刺激性之物应绝对禁止。

医案

周君,素患胃疾,食后胸间胀闷而痛,嘈杂嗳气,大便秘结,食欲不振,自觉口内常酸,是为慢性胃炎,反酸多,消化不良症。

旋覆花二钱(代赭石三钱同包),桃仁二钱,杏仁二钱,紫丹参三钱,代代花一钱半,玫瑰花一钱半,姜中朴一钱半,晚蚕沙三钱(炒焦皂角子三钱同包),西红花五分,全瓜蒌六钱(打),干薤白三钱,炒枳壳一钱半,半夏曲二钱,六神曲二钱,香附二钱,桔梗一钱半,苏梗一钱半,炒黄连八分,炒吴茱萸二分,佩兰叶三钱,焦内金三钱,炒麦芽三钱,炒谷芽三钱。

方义

本方为香苏饮、旋覆代赭汤、西红汤、瓜蒌薤白汤四方之合剂,又加蚕沙、皂角子、内金、谷芽、麦芽、代代花、玫瑰花、枳壳、吴茱萸、黄连诸药,功能止痛,消炎,除胸闷,助消化,去反酸,通大便。

二诊　痛胀均减,大便已通,虽为见效,但胃炎尚未全消,再进前法,促其速愈。

旋覆花二钱(代赭石三钱同包),姜中朴一钱半,炒枳壳一钱半,杏仁二钱,桃仁二钱,左金丸一钱半(半夏曲二钱同包),苦桔梗一钱半,焦内金三钱,丹参三钱,广陈皮炭三钱,代代花一钱半,佛手花一钱半,莱菔缨三钱,莱菔子一钱半(炒),薤白二钱,佩兰叶三钱,香稻芽五钱,豆蔻壳一钱半,砂仁壳一钱半,炙甘草五分,茜草根二钱。

方义

旋覆花、代赭石、桃仁、杏仁、姜中朴、紫丹参、干薤白、炙甘草、茜草根止痛,消胀,苦桔梗、炒枳壳、左金丸、半夏曲、莱菔子、莱菔缨、广陈皮炭、豆蔻壳、砂仁壳治嗳气,调胃肠,焦内金、香稻芽、佩兰叶、代代花、佛手花开胃口,助消化。

三诊,胃疼全止,食欲大振,胸间虽然有时胀闷,亦不如昔日之甚,拟用药粉方,根除此疾。

干姜炭五钱,淡吴萸五钱,川连五钱,麦芽二两,龙胆草五钱,西洋参五钱,节菖蒲五钱,於术五钱,西红花三钱,白蔻仁四钱,酒丹参五钱,广陈皮(炒)五钱,干薤白五钱,焦内金五钱,霞天曲五钱,厚朴五钱,焦槟榔五钱,酒大黄五钱,炙甘草五钱,枳实五钱。

共研极细末,分为三百小包,每日早、午、晚餐后五分钟内,各服一小包,菜汤茶水送下均可。

方义

麦芽、於术、广陈皮、内金、霞天曲、焦槟榔、枳实助胃消化,干姜炭、西红花、白蔻仁、酒丹参、姜厚朴、吴茱萸、川连消胃炎,除反酸,菖蒲、龙胆草健胃,薤白、大黄通便,西洋参养胃阴,炙甘草和诸药。

（八）胃弛缓症（胃紧张力衰弱症）

胃弛缓症,通常名之胃弱,即消化无力也,病发于胃溃疡、慢性胃炎之后,或其他脏器疾患而起之胃壁肌肉紧张力衰弱,症状繁多,如胃部膨胀,食欲减退,嗳气,嘈杂,以手指按压胃部,则发拍水音,晨食之物,入暮仍未消化完毕,恶心,呕吐,有时亦有头痛头晕,大便多秘结,本病须与胃扩张、胃增大及慢性胃炎等鉴别之,治疗以养胃为主体,饮食方面以富于滋养而易消化者为适合。

医案

王太太,年四十余岁,久患胃疾,食欲减退,胸间胀满,恶心时有呕吐,大便每四五日始下一次,胃弛缓症。

白扁豆(炒)八钱,野於术一钱半,北沙参三钱(米炒),天花粉三钱,生内金三钱,生麦芽三钱,生谷芽三钱,代代花一钱半,厚朴花一钱半,玫瑰花一钱半,佛手花一钱半,广陈皮炭三钱,佩兰叶三钱,范志曲二钱,炒黄连八分,炒吴茱萸二分,奎白芍三钱(土炒),干姜炭三分,川郁金一钱半。

方义

於术为健胃最佳之药,北沙参、天花粉、奎白芍为养胃之妙品,佐以白扁豆、生内金、生谷芽、生麦芽之生发胃气,再以代代花、厚朴花、玫瑰花、佛手花、佩兰叶、川郁金之芳香开胃,又用干姜炭、广陈皮炭、范志曲、炒吴茱萸、炒黄连消胀,除满,增进胃之功能。

二诊　前方连服三剂,胃消化力渐强,胀满亦消,颇思饮食,唯大便仍不通畅,再进强胃润肠法。

野於术一钱半,代代花一钱半,玫瑰花一钱半,奎白芍三钱(土炒),苦桔梗一钱半,炒枳壳一钱半,杏仁泥二钱,干薤白三钱,火麻仁四钱,油当归三钱,生内金三钱,生麦芽三钱,生谷芽三钱,佩兰叶三钱,广陈皮炭三钱,晚蚕沙三钱(炒焦皂角子三钱同包),采云曲二钱。

方义

胃肠无力者,不可用下剂,本方故以火麻仁、油当归、晚蚕砂、皂角子、苦桔梗、炒枳壳、杏仁泥、干薤白调腑气,润大肠,於术、内金、谷芽、麦芽、奎白芍、采云曲养胃,代代花、玫瑰花、佩兰叶、广陈皮炭增进食欲。

三诊　前方又服三剂,症状极佳,食欲大振,消化有力,拟进药粉常服,以收全功。

野於术一两,生麦芽二两,高良姜五钱,刀豆子五钱,节菖蒲五钱,紫丹参五钱,淡吴茱萸五钱,川黄连五钱,广陈皮五钱,生内金五钱,白蔻仁三钱,壳砂仁五钱,薤白头五钱,炒枳实五钱,法半夏五钱,西洋参五钱,龙胆草五钱,川郁金五钱,厚朴花五钱,炙甘草五钱,元明粉五钱。

共研极细末,分为三百小包,每日早、午、晚餐后,五分钟内各服一小包,菜汤茶水送下均可。

方义

於术、麦芽、内金养胃助消化,高良姜、刀豆子、节菖蒲、淡吴茱萸、法半夏、广陈皮、西洋参增进胃之功能,白蔻仁、壳砂仁、川郁金、厚朴花芳香开胃,黄连、龙胆草为苦味健胃药,枳实、薤白、元明粉调腑气,甘草和诸药。

（九）胃扩张

此病旧名为嘈杂,其症状胃中压重、胀满、食思缺乏,腹内空空,似饿非饿,似辣非辣,似痛非痛,而胸膈懊恼莫可言状,屡屡饥饿,吞酸,嗳气,呕吐,便秘,此等症状午前较轻,午后较重,病人需注意食饵,不可暴食,更需避免不易消化之食物,再用增强胃力,制止胃内食物发酵之剂。

医案

陈先生,年三十余岁,胸胀闷,吞酸,嗳气,嘈杂,便秘,每日至午则较甚,有时呕吐。

旋覆花二钱(代赭石四钱同包),野於术一钱半(土炒),炒黄连一钱,炒吴茱萸五分,苦桔梗一钱半,藿梗一钱半,炒建曲二钱,炒枳壳一钱半,广陈皮炭三钱,丹参四钱,豆蔻壳一钱半,砂仁壳一钱半,鸡内金炭三钱,全瓜蒌六钱(风化硝一钱半同捣),法半夏三钱,西洋参一钱半,扁豆花三钱,扁豆衣三钱,代代花一钱半,厚朴花一钱半,薤白三钱,香稻芽四钱。

方义

旋覆花、代赭石、丹参、厚朴花、代代花、苦桔梗、枳壳、薤白、瓜蒌、风化硝开胸膈,调气机,兼能润便,广陈皮、鸡内金炭、稻芽、建曲、砂仁壳、豆蔻壳纳炭气,助消化,於术、西洋参、法半夏、炒吴茱萸、炒黄连、藿梗、扁豆衣、扁豆花健胃止呃呕。

二诊　服药后胸中略舒,大便下,嘈杂亦佳,仍用前方去扁豆、藿梗,加佩兰三钱,郁金一钱半。

三诊　前方又服三剂,胸中畅快,呕止,饮食增多,欲服丸方,以便除根。

每日早服加味保和丸三钱,夜服橘半枳术丸二钱,均用白开水送。

（十）胃酸过剩症

胃酸为消化食物必需品,若酸液过多,亦足为患,胃溃疡症之成因,大半由此。

吞酸,嘈杂为本病应有之现象,胃部压重、疼痛、闷胀及大便秘结诸症,亦颇习见,每日于空腹时或食后二三小时,常常惹起胃痛,但胃进食物,即能少解,是为本病特征。

药物疗法以中和过剩之胃酸为主要,再加止痛、通便诸品,饮食之物则宜禁止酸类及避免促进胃液之分泌等食物为合宜,如糖果,各种香料,酒类及咖啡等,宜多食脂肪类,因其不特能减低酸度,且对于虚弱者之营养上,最为适合。

医案

孙太太,患胃酸过剩症,吞酸,嘈杂,胃部疼痛,大便秘结,拟用消酸,止痛,通便法。

海浮石三钱(瓦楞子五钱同包),旋覆花二钱(代赭石三钱同包),紫丹参三钱,全瓜蒌六钱(风化硝一钱半同捣),晚蚕沙三钱(炒焦皂角子三钱同包),枳实炭一钱半,广陈皮炭三钱,鸡内金炭三钱,六神曲炭二钱,薤白头二钱,炒黄连八分,炒吴茱萸二分,龙胆草五分,桃仁二钱,杏仁二钱,香附炭二钱,苦桔梗一钱半。

方义

凡黑烧诸药,均可中和酸液,故用枳实炭、广陈皮炭、鸡内金炭、六神曲炭、香附炭,苦味药亦能消酸,遂用龙胆草、苦桔梗、炒吴茱萸、炒黄连,更用瓦楞子、海浮石增助药力,旋覆花、代赭石、桃仁、杏仁、紫丹参止胃痛,瓜蒌、薤白、晚蚕砂润肠,风化硝、皂角子既能除酸又可通便,兼有两者之功。

二诊 前方连服三剂,痛止,酸减,大便已通,遂将原方去代赭石、海浮石、全瓜蒌,加入大黄炭、壳砂仁、焦槟榔,改配药粉常服。

（十一）胃溃疡

吐血有两种,一为咳血,一为呕血,咳血由于肺,呕血则由于胃也,胃溃疡症,即为呕血症状,本病由于胃黏膜局部血行障碍,或胃液消化力之亢进,引起自家消化作用,因之形成溃疡,初起并不呕血,但大便色黑,已有出血之征,胃痛为应有之现象,如压迫疼处,则更增剧,且以背部脊椎左侧之压痛点,为本病之特征,呕吐亦必有之症状,多发于食后,吐出之物既带酸性,且含血液,嗳气,嘈杂,胸间膨满,大便秘结,舌赤而滑泽,口渴,但食欲则一般亢进,减退者亦有之,溃疡初起,尚易治愈,若突发穿孔,或大量出血时,则危险立至,药物治疗虽为必要,饮食调养亦不可轻视,以富于滋养之流质食物为最合宜。

医案

夏太太,胃痛呕吐,黏涎内虽未有血,但大便色黑内含血之成分,胸满嗳气,善饥而不敢食,舌绛泽,而口渴,先拟止痛止血法。

生地、熟地各三钱(酒炒透),干薤白二钱,蒲公英三钱,丹参四钱,制乳香、制没药三钱,炒金银花四钱,白薏苡仁四钱,白芍四钱(土炒透),苦桔梗一钱半,旋覆花二钱(代赭石四钱同包),川连一钱(吴茱萸水炒),杏仁二钱,桃仁二钱,甘草节一钱。

方义

酒炒生地、熟地可治胃溃疡,为近世之新发现,其功用为止血、止呕、促患处结瘢,桃仁、杏仁、蒲公英、制乳香、制没药、丹参、旋覆花、代赭石、甘草节消疡,止痛,金银花、薏苡仁、桔梗、薤白排脓防腐,川连、白芍养胃,止血,止痛。

二诊　前方连服三剂,痛稍减,呕少止,大便所下均为黑紫色,是乃旧瘀排下之征。

生地、熟地各三钱(酒炒透),血余炭三钱(左金丸二钱同包),苦桔梗一钱半,蒲公英三钱,紫丹参四钱,炒金银花四钱,旋覆花二钱(代赭石四钱同包),白薏苡仁四钱,白杏仁二钱,阿胶珠三钱,干薤白二钱,白芍四钱(土炒透),生龟板四钱,制乳香、制没药三钱,甘草节一钱,败酱草三钱,铁石斛三钱,金石斛三钱,真血竭二钱。

方义

初次方原单如旧,又加龟板、败酱草、血竭防腐,结瘢,金石斛、铁石斛养胃阴,治舌绛,阿胶止血。

三诊　二诊方连服四剂,胃痛大减,呕吐已止,症状殊为良好,拟用药粉方收功。

紫河车一具(焙干),生地、熟地各一两(酒炒松透),阿胶珠一两,龟板胶一两,紫丹参一两,制乳香、制没药各五钱,苦桔梗五钱,奎白芍五钱(土炒透),川黄连五钱(吴茱萸水炒),干薤白五钱,北沙参五钱,南天花粉五钱,西洋参五钱,绿萼梅四钱,蚕茧炭五钱,珍珠粉一钱,真血竭五钱,野於术五钱,炒枳实五钱,瓦楞子一两,风化硝五钱,炙甘草五钱。

共研细末,分为三百小包,每日早、午、晚餐后五分钟内,各服一小包,菜汤茶水送下均可。

方义

紫河车、蚕茧炭所含纤维素极多,功能使溃疡处愈合,亦为新近所发现,再加生地、熟地、野於术、阿胶珠、龟板胶增助其力,血竭、丹参、制乳香、制没药、桔梗、川黄连去腐生新,奎白芍、北沙参、天花粉、绿萼梅、西洋参养胃阴治舌绛,薤白、枳实、风化硝止痛通便,瓦楞子减除胃酸,珍珠粉富于钙质,可使患处结瘢,炙甘草和诸药。

(十二)减酸症及无酸症

本病与胃酸过剩,恰为相反,一为酸多,一为酸少,胃酸过多,可中和酸液,而胃酸过少,亦可促进酸液增加,神经性消化困难症常现本病。

自觉无若何症状,有时胸闷、嗳气、食欲不振,及喜食酸物等而已,诊断本病以检查胃液为可靠。

治疗以养胃法及用含酸质诸药为宜。

医案

高女士,素患食欲不振,他医叠投消导剂,迄无少效且更不思食,胸闷嗳气,但喜食酸物如陈皮梅等,食后立觉胸膈安适,是乃减酸症也。

乌梅炭一钱半,宣木瓜二钱,五味子一钱,炒山楂三钱,奎白芍四钱,野於术一钱,北沙参三钱,瓜蒌根三钱,佩兰叶三钱,玫瑰花一钱半,代代花一钱半,金石斛四钱,川郁金一钱半,西洋参一钱。

方义

增加胃酸用乌梅炭、宣木瓜、五味子、炒山楂、奎白芍,养胃阴以於术、北沙参、瓜蒌根、金石斛、西洋参,芳香开胃用佩兰叶、玫瑰花、代代花、川郁金。

附记

本方嘱服十剂,每隔一日服一剂,高女士服至第七剂时,食欲大振,极思饮食,且消化力亦强,曾来询问,是否继续服完十剂,师门告以可暂停止,恐其胃酸将又过剩也。

（十三）横膈膜痉挛

本病多自消化不良而起，旧名曰哕，哕者有声无物也，俗谓之呃，此与虚脱濒死，呼气而哕之哕，当宜分别，患者大便恒秘结，胸腹胀满，间歇发作嗝气，治以清升胃气之法。

医案

萨先生，年六十岁，胸闷作嗝，大便微干，余均如常。

晚蚕沙三钱（炒焦皂角子三钱同包），清半夏三钱，白芝麻三钱，黑芝麻三钱，杏仁二钱，炒荷叶二钱，苦桔梗一钱半，炒枳壳一钱半，丁香一钱，荷叶蒂七枚，干薤白二钱，旋覆花一钱半（代赭石三钱同包），柿蒂七枚，全瓜蒌六钱（打），佩兰叶三钱，代代花一钱半，厚朴花一钱半，广陈皮三钱（炒炭）。

方义

瓜蒌、薤白、厚朴花、枳壳、晚蚕沙、皂角子、杏仁、旋覆花、代赭石利胸膈，降逆气，半夏、广陈皮、佩兰收纳炭气助消化，芝麻、荷叶、柿蒂、丁香润膈膜，升胃气。

二诊　服前方稍佳，胸似不胀，大便亦多，唯仍作嗝不止。

赤芍、白芍各二钱（银柴胡一钱半同炒），晚蚕沙三钱（炒焦皂角子三钱同包），西洋参一钱半（原皮），白杏仁二钱，清半夏三钱，广陈皮炭三钱，炒枳壳一钱半，苦桔梗一钱半，干薤白二钱，焦内金三钱，荷叶蒂七枚，北沙参二钱，南沙参二钱，白芝麻五钱，黑芝麻五钱，干苇根一尺，干柿蒂七枚。

方义

柴胡疏通胸胁之气，西洋参、南沙参、北沙参、苇根养胃，升清，内金消食除胀，芝麻润燥。

三诊　连服四剂，病似痊愈，恐其再发，故又来复诊。

前方去芍药、柴胡，加瓜蒌五钱，佩兰三钱。

（十四）牙神经痛

此旧名骨槽风，多因龋齿而发，除齿质破坏外，时常发生炎肿，自豌豆大以至胡桃大不等，具囊肿性状，口内灼热，唾液分泌过多，患者疼痛之轻重，须视寒热之刺激若何，治应降火，消肿，当可一剂痊愈。

医案

宋太太，年四十三岁，昨日牙龈肿起一小疱，口内灼热，因之唾涎液甚多，大便干，小便黄。

大生地三钱（细辛五分同捣），生石膏四钱，酒川芎一钱半，黑山栀一钱半，杭菊花三钱，青连翘三钱，金银花三钱，酒黄芩二钱，白僵蚕二钱（炒），全瓜蒌五钱（风化硝一钱半同捣），炒枳壳五钱，焦内金三钱，佩兰叶三钱，炒麦芽三钱，炒谷芽三钱，牛蒡子三钱，怀牛膝四钱，苦桔梗一钱半。

方义

细辛、川芎、僵蚕消肿止痛，石膏、山栀、金银花、酒黄芩、菊花、连翘、苦桔梗清热抑火，瓜蒌、风化硝、枳壳、牛蒡子、牛膝降润大便，佩兰、谷芽、麦芽、内金助消化。

（十五）急性肠炎

饮食不洁，多能引起肠炎及胃炎，如腐坏之食物、未熟之果品，或化学之刺激性物之过量，及传染伤寒菌、霍乱菌、大肠菌、化脓性链球菌及阿米巴虫等，原因繁多，但症状一致，均有下利，每日二三次，重者数十次，里急后重，排泄物如水样或粥样，混有多量黏液泡沫，腹部膨满、雷鸣，尿量减少。

本病除并发感冒外，多不发热，但回肠及结肠炎症则有高热，四肢厥冷，脉搏数小，眼窝陷没，口极烦渴，成为虚脱状态，颇难挽回。

直肠炎有里急后重，大肠炎之粪便表面上，多附有黏液，小肠炎则相反，粪便与黏液密合，且混有不消化之残渣，若十二指肠炎，有上腹部之疼痛及发生特有之黄疸，以上为肠炎诊断上之辨别。

本病初起，切勿投以收敛剂，每每病家感觉下利之苦，多求速效，而医者亦投病家之所喜，骤用敛剂，往往形成大患，后悔已迟，本病宜投轻下剂及防腐剂，使其已腐败者排出，未坏者防止再腐，体力不足者稍进强心剂，以防虚脱，饮食以流动品为合宜，但亦以少量为佳，多食无益也。

医案

沈君，暑月赴筵，饮食过杂，返家后腹痛洞泻，一宿间十余次，小便极少，胸膈满闷，不思饮食，舌苔污腻，急性肠炎症。

炒五谷虫三钱，炒车前子三钱（同包），血余炭三钱（益元散四钱同包），姜中朴一钱半，焦三仙六钱，炒香附二钱，焦内金三钱，晚蚕沙三钱（左金丸一钱半同包），炒泽泻三钱，广陈皮炭三钱，焦薏苡仁四钱，大腹皮三钱，炒枳壳一钱半，炙甘草梢一钱半，白通草一钱半。

方义

小便多则大便次数减少，非止泻也，用车前子、益元散、焦薏苡仁、晚蚕沙、白通草、炒泽泻、炙甘草梢利小便，用姜中朴、香附、广陈皮炭、大腹皮、五谷虫止痛消胀，调胃肠，用焦三仙，焦内金，炒枳壳导滞消食，血余炭、左金丸防腐。

二诊　前方服两剂，小便较多，大便已溏，每日二三次，腹痛止，胀闷未除，仍有积食故也。

炒五谷虫三钱，炒车前子三钱（同包），血余炭三钱（左金丸二钱同包），苍术炭二钱，焦薏苡仁四钱，炒姜中朴一钱半，香附二钱，焦麦芽三钱，焦谷芽三钱，焦槟榔三钱，焦山楂炭三钱，焦六神曲二钱，焦内金三钱，炒枳壳一钱半，广陈皮炭三钱，茯苓块三钱，白通草一钱半。

方义

车前子、苍术炭、焦薏苡仁、茯苓块、白通草利湿行水，香附、姜中朴、炒谷芽、炒麦芽、焦槟榔、焦山楂、焦六神曲、焦内金、炒枳壳、广陈皮炭除胀满，消食积，血余炭、左金丸防腐。

三诊　泻止，胀消，小便通畅，唯食欲不振，精神不佳，拟开胃口，强体力法。

代代花一钱半，厚朴花一钱半，佩兰叶三钱，奎白芍三钱，焦远志三钱，西洋参一钱半，香稻芽五钱，野於术一钱，云茯神三钱，生内金三钱，炒木瓜二钱，乌梅炭一钱半，炙甘草梢一钱。

方义

代代花、厚朴花、佩兰叶、香稻芽开胃进食，奎白芍、野於术恢复胃之功能，西洋参、焦远志、云茯神稍助体功。

（十六）慢性肠炎

慢性肠炎，多由急性肠炎转来，或续发于胃病疾患，大便呈不规则状态，忽下利忽秘结，下利时一日数次，便后犹觉未尽，排泄物与急性肠炎相类，腹痛胀满，时作雷鸣，经过日久则陷于贫血，疲劳，营养不足，食欲不定，药物治疗以防止肠管内有害物质发酵及腐败之药品，同静止肠管蠕动亢进及收敛肠之黏膜分泌诸药,饮食调养以避免有害之物质,予以富于滋养且易消化之食品。

医案

胡君患大便溏泻症已两个月,每日数次,未便之先,腹痛重坠,排便之后,则腹部立觉爽快,无何诸症又作,如厕频频,颇以为苦,食欲不振,精神倦怠,拟用防腐,利水,调和胃肠法。

血余炭三钱(左金丸一钱半同包),奎白芍四钱(醋柴胡一钱半同炒),台乌药一钱半,香附二钱,苍术炭二钱,焦薏苡仁四钱,建莲肉三钱,石莲肉三钱,广陈皮炭三钱,车前子三钱(五谷虫三钱同包),茯苓块三钱,姜中朴一钱半,甘草梢一钱,白通草一钱半。

方义

血余炭、左金丸防腐,奎白芍、醋柴胡、台乌药、香附、五谷虫、广陈皮炭、姜中朴止腹痛,调胃肠,石莲肉、建莲肉安静肠管,减少蠕动,苍术炭、焦薏苡仁、车前子、茯苓块、白通草、甘草梢分利水道。

二诊 腹痛少止,泄泻未效,心跳气短,精神疲乏,前方药力不足之故也。

制附片一钱半,干姜炭五分,野於术一钱半(土炒),野党参三钱(米炒),建莲肉三钱,石莲肉三钱,炒黄连一钱,炒吴茱萸一钱,血余炭三钱(布包),五味子一钱(打),破故纸一钱半,肉豆蔻一钱半,炙甘草一钱,奎白芍四钱(醋柴胡一钱半同炒),台乌药一钱半,苍术炭二钱,焦薏苡仁四钱。

方义

本方为附子理中汤及四神汤之合剂,功能治久泻,且强心脏,再加石莲肉、建莲肉安静肠管,减少蠕动,黄连、血余炭防腐,奎白芍、乌药、柴胡止痛,苍术炭、焦薏苡仁止肠之黏膜分泌。

三诊 前方连服三剂,腹痛止,泻减少,精神亦振,再进前法,以得速效。

血余炭三钱(赤石脂三钱同包),左金丸二钱(禹余粮三钱同包),制附片一钱半,淡干姜五分,野於术一钱半,野党参三钱(米炒),五味子一钱(打),破故纸一钱半,肉豆蔻一钱半,建莲肉三钱,石莲肉三钱,苍术炭二钱,焦薏苡仁四钱,台乌药一钱半,诃子肉二钱(煨),炙甘草一钱。

方义

本方与前方同,又加赤石脂禹余粮汤及诃子肉,制止肠管蠕动亢进。

四诊　大便泻止,每日更衣一次,微溏,症状良好,改用丸药收功。

每日早服香砂六君子丸三钱,下午服四神丸二钱。

夜临卧服附子理中丸一丸,均用白开水送服,共服十日。

(十七)肠结核

本病多续发于肺结核症,预后均不良,有时肠结核幸而愈可,但因肺结核之关系,仍致死亡,下利次数虽不甚频,而腹痛及消耗性发热使患者极感痛苦,俗谓之"五更泻"者,即此病也,排泄物混有血液及脓汁,检查可得结核菌之证明,腹痛以右肠骨窝为最显著,往往容易误认为盲肠炎,治疗法以排除腐物。使患处结瘢及收敛剂为较有效,饮食物予以无刺激性而富滋养品者,有害食物绝对避免。

医案

沈女士,患肺结核兼肠结核症,午后发热,大便溏泻且混有脓血,腹痛,心跳精神疲怠,四肢无力,拟用丸药治疗,汤剂无功也。

生龙齿一两,生牡蛎一两,椿根白皮一两,珍珠粉一钱,凤尾草一两,生鳖甲一两,生地炭、熟地炭各一两,真獭肝一两,败龟板一两,地榆炭五钱,黑木耳炭五钱,炒槐米五钱,焦薏苡仁一两,野於术一两,天台乌药五钱,苦桔梗五钱,血余炭一两,炒黄连五钱,炒吴茱萸五钱,炒金银花炭一两,炒白芍一两,五味子五钱,诃子肉一两,炙甘草梢五钱,焦远志一两,西洋参一两。

共研细末,怀山药一斤打糊,再加炼蜜为丸,如小梧桐子大,每日早晚各服三钱,白开水送下。

方义

龙齿、牡蛎、珍珠粉富含钙质,可使患处结瘢,凤尾草、真獭肝、椿根白皮可杀菌,鳖甲、龟板治消耗性发热,生地炭、熟地炭、木耳炭、地榆炭、炒槐米止血,苦桔梗、炒金银花、焦薏苡仁排脓,於术、白芍养胃,吴茱萸、乌药、炙甘草治肠痛,血余炭、川黄连防腐,五味子、诃子肉收敛肠管,西洋参、焦远志强心脏,怀山药健胃肠。

(十八)蚓突炎(盲肠炎)

本病有急性者与慢性者之别,急性蚓突炎因药力过缓故宜速施外科手术,慢性蚓突炎病,可用中药治疗。

按 蚓突只有狭小之开口,并无出口,故凡果核、毛发、砂粒、点骨及宿粪等类误入,遂致停留,血行不充分,引起发炎,或因细菌之侵入,亦可发生本病。

右腹回盲部疼痛,右腿引曲,呕吐,为本病之特征,同时并发腹胀,大肠蠕动不安,体温轻度上升等症,若脉数,体温胝降,颜面消瘦,舌干有苔,即有破坏性蚓突炎之征象,病势遂陷于危险。

药物治疗以消炎、止痛、活血法,且须绝对安静,腹部置以冰囊,饮食品以流动物较佳。

医案

苏君患慢性蚓突炎症,右腹回盲部时痛,大便秘结,腹部胀满,拟消炎止痛法。

大黄炭一钱半,元明粉二钱,晚蚕沙三钱(炒焦皂角子三钱同包),桃仁二钱,杏仁二钱,赤芍、白芍各五钱(醋柴胡二钱同炒),炒黄连一钱,炒吴茱萸五分,酒延胡索二钱,丹参四钱,广陈皮炭三钱,薤白头二钱,台乌药一钱半,炙甘草二钱,广木香七分,全瓜蒌六钱。

方义

桃仁承气汤为治慢性蚓突炎有效方,芍药甘草汤为止痛妙剂,故本方加重用之,又加乌药、木香、吴茱萸、广陈皮、柴胡、丹参、延胡索诸药止痛,瓜蒌、薤白、杏仁、晚蚕沙、皂角子通便除胀,川黄连消炎。

二诊 前方连服三剂,痛已减,大便通,拟再进前法消炎止痛。

赤芍五钱,白芍五钱,炙甘草二钱,白薏苡仁四钱,白杏仁二钱,败酱草三钱,真川黄连一钱半,大黄炭一钱半,桃仁泥二钱,全瓜蒌五钱,晚蚕沙三钱(炒焦皂角子三钱同包),干薤白二钱,莱菔缨三钱,莱菔子一钱半(炒),广陈皮炭三钱,冬瓜子五钱,炒牡丹皮二钱,炒丹参二钱,条黄芩二钱。

方义

本方与初诊方无大出入,去延胡索、木香、乌药,又加大黄牡丹皮汤、薏苡败酱汤及条黄芩消炎止痛,莱菔子、莱菔缨除胀满。

按 盲肠炎一症,多谓中医不能治疗,若急性者,确不能治,因药力迟缓也,但慢性者中药颇有特效,以大黄牡丹皮汤、桃仁承气汤及薏苡败酱散能治慢性蚓突炎,近世医学杂志,多有记载,可为证明,又闻生药肆所售之红藤,为治蚓突炎之特效药,师门未尝用以试验,不敢确定功效为可也。

(十九)痔核

俗谓"十人九痔",可知痔疮之普遍,本病与环境有特殊关系,凡不常劳动者,及大便燥结者,颇易罹之,因肛门属近静脉瘀血故也。

本病有内痔核与外痔核之别,外痔核者,乃于肛门皮下现有小肿瘤,自觉瘙痒,灼热,疼痛,尤以大便后为甚,但外痔核殆不出血,内痔核则有出血现象,由于毛细血管黏膜面之糜烂,或由于黏膜下静脉之破裂者,自觉肛门内瘙痒,灼热,疼痛,压重之不快感。

外痔核可用手术治疗,内痔核则兼需服药,如有出血症状即宜止血为宜。

医案

崔君素患内痔核出血症,每逢发病,行动均感不利,大便时常燥结,拟用止血通便法。

柿饼炭一两,木耳炭一钱半,炒槐米二钱,地榆炭二钱,川连炭一钱半,金银花炭四钱,条芩炭二钱,生地炭三钱,茅根炭四钱,陈阿胶四钱,黑芥穗二钱,炒升麻一钱,火麻仁四钱,薤白头三钱,晚蚕沙三钱(炒焦皂角子三钱同包),杏仁泥三钱。

方义

柿饼炭、黑木耳炭为治痔核出血之特效药,佐以槐米、地榆炭、川连炭、条芩炭、金银花炭、生地炭、茅根炭诸黑烧药类,可治出血,并能消肿,阿胶修补血管,黑芥穗、炒升麻引血上行,火麻仁、干薤白、晚蚕沙、皂角子、杏仁泥润肠通便。

二诊　前方连服四剂,内痔核出血已止,改用丸药收功。

每日早服槐角地榆丸三钱。

夜临卧服麻仁滋脾丸二钱。

均用白开水送服,共服二十日。

再以柿饼一个,饭上蒸熟,每日用餐时先食之,久服可愈痔核出血。

(二十)肠弛缓症

本病多见于先天性虚弱,神经质及肌肉发育不良等,或常营坐业者如报馆编辑、小说家及书记等,又有续发于慢性肠炎、贫血病、伤寒后、经产妇及滥用下剂者,因使肠管之肌肉紧张力减退,肠之器械作用不调和,遂致便秘,每数日或十余日始大便一次,且排量甚少,并有食欲减退,头晕而痛,胸腹膨满之感觉,如峻下剂,只可取快一时,反更使肠管功能衰弱,宜用富于油质药物,且能恢复肠管之功能者,平素多食水果及滋养品,难消化之物则需避免。

医案

曾太太,每十余日始大便一次,且量数颇少,食欲减退,胸腹胀满,若用下剂,腹部剧痛,排便仍少,拟用润肠法。

肉苁蓉一两,油当归三钱,火麻仁四钱,晚蚕沙三钱(炒焦皂角子三钱同包),干薤白三钱,杏仁泥二钱,佩兰叶三钱,代代花一钱半,玫瑰花一钱半,川郁金一钱半,生麦芽三钱,生谷芽三钱,生内金三钱,全瓜蒌六钱(打)。

方义

肉苁蓉、当归均富油脂,且能促进肠管功能,对于本病最为适合,火麻仁、薤白、杏仁、瓜蒌、晚蚕沙、皂角子润便软粪,佩兰、郁金、代代花、玫瑰花芳香开胃,促进食欲,生谷芽、生麦芽、生内金生发胃气。

按　肉苁蓉本草论为"味甘微温无毒,主五劳七伤,补中,除茎中痛,养五脏,强阴,益精气,多子,妇人癥瘕"(节录神农本草经注论),并无润便之功,后世始有滑肠之字样,殊不知其确有促进肠管蠕动之能力,师门曾治一老妇,伤寒后大便一个月不下,经某医生以芒硝四两,煮莱菔二斤,使尽食之,勉强服下,恶心欲呕,无何腹痛大作,困苦不堪呻吟竟日,而大便丝毫未见,后延师门治疗,只书肉苁蓉二两,煮汤服之,病家颇为怪异,姑予服下,亦未见若何苦痛,夜间竟下燥粪两次,病者大悦,自言腹内极为舒适,频呼"不愧名医"不止,此为渠少君亲身来谢时所述,言谈间犹眉飞色舞也。

（二十一）肠寄生虫

肠寄生虫种类很多,如绦虫、蛔虫、蛲虫、十二指肠虫、鞭虫等,类别不同,但中药治疗,无大出入,今以治绦虫医案为例。

绦虫为肠寄生虫之一种,常由于肉类为媒介,各种绦虫皆有一定之中间宿主,如猪肉内为有钩绦虫,牛肉内为无钩绦虫,鱼类为广节裂头绦虫等,凡肉未煮熟即食之,多易罹患。

本病无何等显著症状,有时胃部感觉压重,或恶心,呕吐,善饿,腹痛,膨满,大便忽溏忽结,头痛,眩晕,小儿则往往失神或癫痫样发作,日久不愈则陷于贫血状态。

诊断本病法,以检查粪便是否有虫体之片节,及虫卵为最可靠,或颜面生有俗谓之虫花者(即脸上面色不匀,生有似癣之物),及舌苔上斑斑点点者。

治疗以杀虫、通便法为最宜。

医案

田童,年十三岁,平素善饿,多食而消瘦,腹部时痛,恶心,头晕,面生"虫花",检查粪便内有无钩绦虫之片节。

使君肉三钱(炒香),炒黄连八分,炒吴茱萸二分,花槟榔一钱半,川楝子三钱(醋炒),乌梅炭一钱半,野於术一钱,奎白芍三钱,真川椒五分,大黄炭一钱半,广木香五分,全瓜蒌五钱(风化硝一钱同捣),炙甘草五分。

方义

使君肉、川楝子、槟榔、乌梅、川椒、木香均可杀虫,炒吴茱萸、炒黄连和胃,於术、奎白芍养胃,大黄炭、风化硝、全瓜蒌通便,甘草治腹痛。

二诊 前方每隔一日服一剂,共服十日,大便日下二三次,腹痛大减,所下虫体片节极多,改用食品收功。

小黑豆二两,使君肉二两,五谷虫二两,共研极细末,合匀,每日用二钱药粉及一两麦面加水作食品,共服一个月。

(二十二)腹膜炎

腹膜炎有急性与慢性之别,急性者多不适于内服药物,因病状急而药力缓也。

慢性腹膜炎可分三种,为渗出性、愈著性及结核性等,病因之由来,多为急性症转成,或由于细菌毒素之侵犯,及腹膜受打扑而引起之发炎,兹将三种慢性腹膜之症状略述于下。

1. 渗出性腹膜炎 乃腹腔内液体之渐次潴留,腹部膨大、疼痛,发热,且因纤维素之沉着而触有硬固之索状或肿瘤状之结节。

2. 愈著性腹膜炎 呈不定之症状,有时发生剧烈疼痛、消化障碍及膨胀等。

3. 结核性腹膜炎 由于结核菌之侵入,通过血管或淋巴,又有由于与邻近脏器结核灶之接触而发生,腹痛、发热为应有之证候。

以上三种类别,统以止痛消炎为要法,次以对症治疗为适合,如渗出性者,兼用行利腹腔液体之药,愈著性者,兼用消胀诸品,结核性者,兼用促患处结瘢之药物,苟能处方适当,本病或可痊愈。

医案

侯君,患慢性渗出性腹膜炎症,经他医治疗月余未效,腹部膨大而痛,发热三十八度二,拟退热、止痛、消肿法。

赤芍、白芍各五钱(醋柴胡三钱同炒),冬瓜子一两,大腹皮三钱,丹参二钱,牡丹皮二钱,茯苓块三钱,旱莲草三钱,车前草三钱,广木香七分,条黄芩二钱,鲜茅根五钱,鲜生地五钱,清半夏三钱,福泽泻三钱,炙甘草一钱,台乌药一钱半,香附二钱,广陈皮炭三钱。

方义

小柴胡汤既能退热且可消腹膜炎肿,故以本方为主,冬瓜子、大腹皮行利腹膜液体,生地、茅根、牡丹皮退热,茯苓、泽泻、旱莲草、车前草利水,丹参、木香、乌药、香附、广陈皮炭止痛消胀。

二诊 前方连服三剂,痛减,肿胀渐消,体温三十七度八。

赤芍、白芍各五钱(醋柴胡三钱同炒),血余炭三钱(益元散五钱同包),旱莲草三钱,车前草三钱,白通草一钱半,茯苓块三钱,鲜生地五钱,鲜茅根五钱,炒牡丹皮二钱,炒丹参二钱,大腹皮三钱,冬瓜子二两,条黄芩二钱,清半夏三钱,台乌药一钱半,香附二钱,广陈皮炭三钱,炙甘草一钱半。

方义

本方仍以前法为则,去木香、泽泻,加入血余炭、益元散、白通草,行利水道。

三诊 前方又连服三剂,痛大减,胀亦消,肚腹柔软,不若以先之膨大矣,体温降至三十七度三。

赤芍、白芍各三钱(醋柴胡二钱同炒),大生地三钱,鲜生地三钱,白茅根四钱,条黄芩二钱,清半夏三钱,冬葵子五钱,冬瓜子五钱,大腹皮三钱,血余炭三钱(车前子三钱同包),淡猪苓三钱,茯苓块三钱,广陈皮炭三钱,炒丹参二钱,炒牡丹皮二钱,炙甘草一钱,西洋参一钱半。

方义

本方仍以小柴胡汤为主,略减用量,又加淡猪苓、冬葵子利水,余药与前方同。

（二十三）加答儿性黄疸

凡皮肤及眼球呈黄色者,普通统称曰"黄病",但以医学分析之,则殊不若是之简单,如加答儿性黄疸、剧性黄疸及急性黄色肝脏萎缩等,均可致黄,加答儿性黄疸治疗较易,剧性黄疸及急性黄色肝脏萎缩则预后多不良。

本病之病原体以大肠菌及伤寒菌为主,多见于幼年及中年男子,由于暴饮强食,胃及十二指肠发生急性炎症,或发生于感冒及急性传染病经过中者,一般多呈胃肠疾患之证候,恶心,呕吐,嗳气,口渴,食欲不振,大便秘结等,兼有发热、头痛、眩晕等症,一两日后或数日后皮肤渐次发黄,一星期后则黄色殊为显著,口腔黏膜及眼球黏膜亦呈黄色,重性者皮肤瘙痒,脉迟,触诊可知肝脏肿大微硬而痛,亦可证明脾脏肿大,尿呈褐色而有黄沫,粪便呈黄白色或灰白色,气味极臭,治疗法以除去胃肠疾患为主,兼用利水剂黄色自退,饮食品则宜禁止脂肪及固形食物,且需绝对静卧。

医案

庞君,发热三十八度一,头痛而晕,肤色呈黄,恶心欲呕,大便不通,胸膈满闷,食欲缺乏,加答儿性黄疸症。

豆黄卷一两,绿茵陈三钱,山栀衣一钱半,大黄炭一钱半,炒黄连八分,炒吴茱萸二分,青竹茹二钱,清半夏三钱,条黄芩二钱,鲜茅根五钱,鲜苇根一尺,白通草一钱半,大生地三钱,鲜生地三钱,赤芍二钱,白僵蚕一钱半,蔓荆子一钱半,广陈皮炭三钱。

豆黄卷治加答儿性黄疸有特效,又加茵陈汤利水除黄,炒吴茱萸、炒黄连、青竹茹、清半夏、广陈皮炭和胃止呕,条黄芩、通草、苇根、茅根、生地、赤芍退热利水,白僵蚕、蔓荆子治头痛。

二诊　前方连服三剂,大便通,小便利,恶心止,头痛除,体温降至三十七度四,皮肤黄色呈淡,食欲仍未开,胸膈时满闷,拟再进前法。

豆黄卷一两,赤芍、白芍各二钱（醋柴胡一钱半同炒）,茵陈蒿三钱,山栀衣一钱半,大黄炭一钱半,白茅根四钱,大生地三钱,鲜生地三钱,清半夏三钱,条黄芩二钱,苦桔梗一钱半,炒枳壳一钱半,白杏仁二钱（炒）,干薤白二钱,代代花一钱半,厚朴花一钱半,广陈皮炭三钱,炙甘草梢一钱,益元散三钱(车前子三钱同包)。

方义

本方为茵陈及小柴胡汤之合剂,功能利水除黄兼消肝脏、脾脏肿大,又加苦桔梗、炒枳壳、杏仁、薤白通调腑气,厚朴花、代代花、广陈皮炭增食欲,祛满闷,益元散、车前子利水。

三诊 前方又服三剂,二便均极通利,胸膈畅快,食欲渐开,体温正常,皮肤黄色退降。

豆黄卷六钱,杭白芍三钱(醋柴胡一钱半同炒),绿茵陈三钱,山栀衣一钱半,半夏曲二钱,六神曲二钱,条黄芩二钱,佩兰叶三钱,代代花一钱半,厚朴花一钱半,生麦芽三钱,生谷芽三钱,广陈皮炭三钱,苦桔梗一钱半,炒枳壳一钱半,白杏仁二钱,干薤白二钱,炙甘草五分。

方义

本方仍以前法,另入佩兰叶、谷芽、麦芽、六神曲开胃进食。

四诊 前方又服两剂,诸症大减,拟用丸药全功。

每日早服香砂六君子丸三钱。

夜临卧服加味逍遥丸一钱半、加味保和丸一钱半。

均用白开水送服,可服半个月。

(二十四)脱肛

本病常因便秘脱粪时困难,积习日久,则肛门部黏膜或直肠,随其努力而下脱,皆肛门部腺管及肌肉弛缓之故,治用收敛之剂。

医案

韩先生,年四十八岁,大便干结,每次如厕时辄脱肛,其余均如常。

五味子一钱,五倍子三钱(打),炙黄芪八钱,杭白芍四钱(醋柴胡一钱半同炒),油当归三钱,淡苁蓉八钱,火麻仁四钱,白杏仁二钱,炒地榆二钱,黑芥穗一钱半,黑升麻五分,炒槐米二钱,西洋参一钱半,晚蚕沙三钱(炒焦皂角子三钱同包),焦远志三钱,炙甘草一钱,生地、熟地各三钱(砂仁一钱半同捣)。

方义

五倍子、五味子、升麻、芥穗、杭白芍、柴胡、黄芪、地榆、槐米、砂仁收缩肛门之弛缓。生地、熟地、远志、西洋参增助体气，蚕沙、皂角子、火麻仁、杏仁、当归、苁蓉使肠蠕动润泽，而大便时可较为容易。

五、泌尿系统疾病

（一）急性肾炎

我国旧说论肾，范围特广，举凡性神经病、生殖器病及内分泌病等，统名之曰肾病，近世新说，始分别清楚，考肾脏之原名，其功用只能泌尿，非如古医书所载，肾为人身之本，无肾脏则人即不能生存等语，晚近常因肾脏疾患而割去腐坏之肾，而其生活依然如旧，此论不攻自破矣。

由上所述可知，肾脏疾患不能概括多种病症，如本节所论之急性肾脏炎，即肾脏发炎而已，并不兼有性神经及生殖器等证候。

本病多并发于传染病，如猩红热、丹毒、肺炎等，由于细菌毒素之排泄，侵入肾脏，引起发炎，腰部钝痛，体倦神疲，头痛，或呕吐，此为初起现象，症状进行，皮肤浮肿，尤以眼廉为甚，血压上升，尿量减少，且含蛋白及血细胞，脉搏强大，若现频数，即为心脏衰弱之征，治疗以消炎利尿法为适当，饮食行饥饿疗法，因以避免消化系统之充满也。

医案

邓少爷，年九岁，患急性肾脏炎症，脸面浮肿，腰痛不敢辗转，尿量极少，色赤，拟止痛消炎利尿法。

血余炭三钱（益元散四钱同包），旱莲草三钱，车前草三钱，炒杜仲三钱，赤小豆六钱，赤茯苓三钱，川萆薢三钱，海浮石三钱，海金沙三钱，炒泽泻二钱，瞿麦穗二钱，茯苓块三钱，冬葵子四钱，冬瓜子四钱，川黄柏一钱半，炙甘草梢一钱，白通草一钱半，大熟地三钱（细辛二分同捣），奎白芍四钱。

方义

血余炭、益元散、旱莲草、车前草、赤茯苓、赤小豆、川萆薢、海浮石、海金沙、炒泽泻、瞿麦穗、茯苓块、冬瓜子、冬葵子、川黄柏、白通草统为利水、消炎剂，炒杜仲、奎白芍、大熟地、北细辛、炙甘草梢止痛。

二诊 腰痛少止,小便通利,而色赤,含有血细胞成分,面目浮肿亦渐消退,拟再进前法。

淡猪苓三钱,白茯苓三钱,赤茯苓三钱,川黄柏一钱半,肥知母二钱,怀牛膝二钱,小生地三钱,奎白芍三钱,甘草梢一钱,小木通一钱,炒泽泻三钱,血余炭三钱(益元散三钱同包),阿胶珠三钱,旱莲草三钱,车前草三钱,炒杜仲二钱。

方义

本方为滋阴降火汤及茯苓汤之合剂,功能利水消炎,又加血余炭、车前草、炒杜仲止痛,止血,兼利水道。

三诊 腰部有时微痛,小便通利。浮肿降消,拟用丸药收功。

每日早服青娥丸二钱。

夜临卧服金匮肾气丸三钱。

均用白开水送服,共服二十日。

(二)慢性肾炎

本病原因与急性肾脏炎相同,其症状较异者为下部水肿,有时亦颜面浮肿,血压增高,脉搏弦硬,心脏肥大,尿量反正常,但呈酸性反应,有时含有血细胞及蛋白,或上皮细胞、脓细胞,及各种球圆柱(管型)。

药物治疗以消炎消肿,并强肾脏法,饮食方面禁止食盐及含蛋白质之物,刺激性之饮料,亦不可用。

医案

杨女士,二十余岁,面上浮肿,四肢亦渲,腰酸微疼,小便少而色深赤,且有沉淀,微感发热,尿中据验有血细胞、蛋白、脓细胞,拟消炎防腐,兼强利肾脏法。

旱莲草三钱,车前草三钱,川续断三钱,川杜仲三钱(炒),鲜生地五钱,鲜茅根五钱,熟地炭三钱,生地炭三钱,黄柏炭二钱,血余炭三钱(炒韭菜子二钱同包),白知母二钱(米炒),山萸肉四钱,阿胶珠四钱,赤芍、白芍各二钱(土炒透),牡丹皮炭二钱,藕节炭三钱,焦远志三钱,龟板胶三钱,赤小豆六钱,赤茯苓三钱,炙甘草梢一钱。

方义

车前草、旱莲草、茯苓、赤小豆、韭菜子利尿消肿,藕节炭、茅根、生地、阿胶、黄柏炭、知母、牡丹皮炭、龟板胶、血余炭消炎止血,退热防腐,杜仲、续断、生地炭、熟地炭、山萸肉、远志增强肾脏及抵抗力,芍药、炙甘草梢止痛。

二诊　热退,小便渐多,腰酸亦佳,唯尿中仍含蛋白、脓细胞,血细胞稍减。

生牡蛎五钱,生龙齿五钱(同包),旱莲草三钱,车前草三钱,血余炭三钱(益元散五钱同包),鲜生地五钱,鲜茅根五钱,川续断五钱,川杜仲五钱(炒),阿胶珠四钱,熟地炭三钱,生地炭三钱,黄柏炭二钱,黄芩炭二钱,肥知母二钱(米炒),藕节炭三钱,赤芍、白芍各二钱(土炒),海金沙三钱,海浮石三钱(同包),生鳖甲四钱,生龟甲四钱,怀山药八钱(打布包),牡丹皮炭二钱,炙甘草梢一钱。

方义

生龙齿、生牡蛎防腐,益元散、黄芩炭、海浮石、海金沙消炎利尿,山药除蛋白质。

三诊　水肿渐消,蛋白质减,血细胞亦少,脓细胞已无,令其多服,以愈为度。

熟地炭二钱,生地炭二钱,怀山药八钱(布包打),旱莲草三钱,车前草三钱,阿胶珠三钱,生黄芪八钱,山萸肉四钱(炒),川杜仲三钱(炒),黄柏炭二钱,藕节炭三钱,血余炭三钱(海金沙三钱同包),白茅根四钱(炒),焦远志三钱,龟板胶三钱,甘枸杞五钱。

方义

黄芪专治蛋白,故本方重用之,枸杞子强肾。

(三)肾盂肾炎

本病皆属于细菌性。或由于中毒者,而突发性者亦间或有之。

肾脏部位感觉压迫不适,且同输尿管均有放射性疼痛,急性者,尿意频频,量数减少,慢性者尿量增加,颜色淡白而混浊不清,含有脓汁黏液,或血细胞及细菌等,有时亦有血块等物,若含多量之蛋白质,则并发肾脏炎症。

治疗以消炎、止痛、排脓及对症疗法为适合。

医案

王太太,患急性肾盂炎症,尿意频频,量数减少,腰部紧张不适,小便时疼痛,尿内含有脓细胞且呈酸性反应,拟消炎、止痛、防腐、排脓法。

血余炭三钱(韭菜子三钱同包),旱莲草三钱,车前草三钱,金银花四钱,益元散四钱(海金沙三钱同包),苦桔梗一钱半,白薏苡仁四钱,白茯苓三钱,赤茯苓三钱,川黄柏一钱半,条黄芩二钱,淡竹叶二钱,炒泽泻三钱,炙甘草梢一钱。

真琥珀末一钱,分两次冲服。

方义

血余炭、韭菜子、真琥珀、甘草梢止痛消炎,金银花、白薏苡仁、苦桔梗排脓,旱莲草、车前草、益元散、海金沙、赤茯苓、白茯苓、竹叶、泽泻利水,行内洗法,黄柏、条黄芩消炎。

二诊　疼痛大减,尿量增多,脓细胞极多,知为药力所排下也,拟再进前法。

川草薢三钱,小木通一钱半,台乌药一钱半,绛通草一钱半,甘草梢一钱,血余炭三钱(炒韭菜子二钱同包),沙苑子四钱,海金沙三钱(益元散四钱同包),川黄柏一钱半,苦桔梗一钱半,白薏苡仁四钱,金银花四钱,炒泽泻三钱,茯苓块三钱,淡竹叶二钱。

真琥珀末一钱,分两次冲服。

方义

本方以草薢分清饮为主,功能消炎止痛,又加沙苑子止痛,余药与前方同。

三诊　前方连服三剂,疼痛已止,小便通利,且不混浊,拟用丸方收功。

每日早服草薢分清丸三钱。

夜临卧服金匮肾气丸四钱。

均用白开水送服,共用二十日。

（四）膀胱炎

本病原因为细菌之传染,有来自尿道者,有来自血液经过肾脏者,及来自邻接脏器者,亦有由于器械之刺激,或化学之刺激。

急性膀胱炎,有轻度发热,亦有时以恶寒战栗而发病,尿意频数,便时疼痛,并有灼热感觉,尿量酸性反应,且极混浊,含有血细胞及膀胱上皮细胞。

中药治膀胱炎确有特效,唯膀胱结核症,预后颇不抱乐观。

消炎、止痛、利水为本病疗法,凡发酸性饮料及刺激性食品,均须禁止。

医案

王太太,发热两日,尿意频频,便时疼痛,尿内含有血细胞,且极混浊,急性膀胱炎症。

鲜茅根五钱,鲜苇根一尺,淡豆豉三钱,山栀衣一钱半,旱莲草三钱,车前草三钱,血余炭三钱(益元散四钱同包),金银花炭三钱,苦桔梗一钱半,福泽泻三钱,川萆薢三钱,台乌药一钱半,白茯苓三钱,赤茯苓三钱,干荷梗二尺,白芍二钱,赤芍二钱,川楝子二钱,炙甘草梢一钱半。

方义

苇根、茅根、豆豉、山栀、赤芍退热,旱莲草、车前草、干荷梗、血余炭、金银花炭、苦桔梗、福泽泻、川萆薢、赤茯苓、白茯苓消炎利水,台乌药、杭白芍、川楝子、炙甘草梢止痛。

二诊　前方连服两剂,热退,痛少止,尿量增多,但极混浊且含血细胞,仍本前法,再加修补血管药。

鲜茅根五钱,鲜生地五钱,血余炭三钱(益元散四钱同包),小木通一钱半,藕节炭三钱,黄柏炭二钱,旱莲草二钱,车前草二钱,阿胶珠三钱,淡竹叶二钱,苦桔梗一钱半,赤芍三钱,赤茯苓三钱,台乌药一钱半,川楝子二钱,小蓟炭三钱,川萆薢三钱,炙甘草梢一钱半。

方义

本方以导赤散为主,又加黄柏炭、藕节炭、阿胶珠修补血管,防止出血,余药与前方同。

三诊　前方连服三剂,痛止,尿多,已不若先之混浊,含血细胞极少。

大生地二钱,鲜生地二钱,血余炭三钱(炒车前子三钱同包),滑石块三钱,阿胶珠三钱,条黄芩二钱,淡竹叶二钱,炒荷叶三钱,川黄柏一钱半,炒泽泻三钱,川萆薢三钱,白杏仁二钱,白薏苡仁四钱,藕节炭三钱,瞿麦穗三钱,苦桔梗一钱半,炙甘草梢一钱。

方义

生地、黄柏、条黄芩清热,血余炭、车前子、滑石块、淡竹叶、泽泻、瞿麦、萆薢消炎、利水,薏苡仁、桔梗、杏仁排腐,阿胶修补血管,荷叶升清,炙甘草梢止痛。

四诊　前方又服三剂，诸症均愈，拟用丸方善后。

每日早晚各服萆薢分清丸三钱，白开水送服，共服十日。

六、生殖系统疾病

（一）遗精

凡男子一个月之中不接内，虽遗精二三次，亦不为过，然多则成病矣。本病以未结婚之青年较多，遗精之后，四肢酸懒，精神不快，毛发易落，患者宜正品行，戒手淫，严限心身过劳，而同时再服强壮及收缩腺体松弛之剂，则自可渐渐痊愈也。

医案

谷先生，年二十二岁，三五日即遗精一次，或有梦或无梦，饮食尚佳，晨起觉周身疲倦乏力。

杭白芍六钱（桂枝木七分同炒），生牡蛎五钱，生龙齿五钱（同包），生地、熟地各三钱（砂仁一钱半同捣），焦远志三钱，云茯神三钱，首乌藤四钱，柏子仁三钱，金樱子三钱（炒），山萸肉四钱（炒），菟丝饼四钱，阿胶珠三钱，炙甘草六分。

方义

本方平稳，俾其可长时服用，龙齿、牡蛎、菟丝饼、山萸肉、生地、熟地、砂仁收敛护腺，远志、茯神、首乌藤、柏子仁、阿胶、杭白芍、桂枝、炙甘草安脑，强健身体。

（二）滑精

本病多因纵欲无度，劳伤太过，以致滑精不禁，此症与前列腺松弛略有分别，一仅系弛缓，而一则滑漏不止也，古人以有梦为轻，无梦为重，盖有梦者，其性神经冲动之一部分尚有作用，无梦则完全是前列腺松漏而不能制止也。

医案

乔先生，年三十岁，精神疲懒，漏精甚时一日两次，阴茎寒凉，头晕，出汗。

生牡蛎五钱，生龙骨五钱（同包），五倍子三钱，五味子一钱（同打），生地、熟地各三钱（砂仁一钱半同捣），山萸肉四钱（炒），益智仁一钱半，金樱子三钱（炒），白莲须三钱，生白果十枚（连皮打），旱莲草三钱，川续断三钱，川杜仲三钱（炒），淡苁蓉八钱，炙甘草梢一钱半，菟丝子四钱，制何首乌四钱，焦远志三钱，云茯神三钱。

方义

龙骨、牡蛎、菟丝子、金樱子、益智仁、五倍子、五味子、生地、熟地、砂仁、山萸肉、何首乌涩精止汗，收固腺体，远志、茯神、淡苁蓉、白果治头晕，安脑神经。

二诊　症状略佳，汗已止。

前方去五味子、五倍子，加杭白芍四钱及桂枝木五分。

另用刺猬皮一个焙灰，每服钱半至二钱，用黄酒一小杯送下，汤药服两剂后即可停止，而服此单方一料，即可断根永不再发。

方义

刺猬皮能收敛护腺，为此症之特效药。

（三）阳痿

本病因房事过度，或于将发育而未成熟时，迭犯手淫所致，迨至成人则多患阳痿不举，性欲缺乏，神经虽易冲动，然或既举而亦不坚，医生须先注意其原因，再随症施治。

医案

黄先生，年三十岁，起居饮食如常，唯性感缺乏，不能持久，是以帷房之内殊觉痛苦，拟用增加分泌及镇摄性神经之法。

川续断三钱，川杜仲三钱（炒），生牡蛎三钱，生龙骨三钱（同包），生地、熟地各三钱（砂仁一钱半同捣），制何首乌四钱，山萸肉四钱（炒），菟丝子三钱，焦远志二钱，云茯神三钱，甘枸杞四钱，奎白芍四钱，巴戟天一钱半，金樱子三钱（炒），沙苑子四钱，女贞子三钱，五味子一钱，益智仁一钱半。

方义

杜仲、续断、生地、熟地、山萸肉、菟丝子、甘枸杞、女贞子、五味子、沙苑子、金樱子增强分泌，龙骨、牡蛎、何首乌、远志、茯神镇摄神经，巴戟天、益智仁促进神经兴奋。

二诊　服药六七剂，微佳，因此病不可用壮阳之剂，图快一时，乃嘱服丸方。

每日早服五子衍宗丸三钱。

夜临卧服三才封髓丹三钱。

共服一个月，白开水送服。

（四）强中（性神经兴奋）

此病旧名强中，由房劳过度而得者多，甚至每见女子即涉邪思，而阳物翘举，曾有遇戚属之内眷，则感冲动者，病人需行智理节制，而一方面再用药物治疗。

医案

何先生，四十余岁，性欲异常冲动，见色即举，虽白日之下亦不能自制。

生牡蛎五钱，生龙骨五钱（同包），紫石英六钱（煅灵磁石六钱同包），怀牛膝三钱，生地、熟地各二钱（砂仁一钱半同捣），盐黄柏二钱，盐知母二钱，山萸肉四钱，麦门冬二钱，天门冬二钱，制何首乌四钱，白蒺藜五钱，生龟板五钱，酒龙胆草一钱，牡丹皮三钱，盐玄参四钱。

方义

龙骨、牡蛎、白蒺藜、紫石英、灵磁石以安神经，生地、熟地、山萸肉、天冬、麦冬、龟板增加分泌，黄柏、知母、牛膝、龙胆草、牡丹皮、玄参以遏神经兴奋。

二诊　服药四剂后，颇能自制，然亦不免有一时兴奋，仍用前方减玄参、龙胆草，加金樱子、益智收缩护腺。

三诊　症状已大佳，唯恐复发，仍改丸方以善其后。

每日早服知柏地黄丸三钱。

夜临卧服斑龙丸三钱。

均用白开水送服。

（五）副睾炎

本病常由淋毒侵及而来者甚多，其偏左或偏右之睾丸渐次肿大，疼痛异常，不能步履，饮食一切如恒，唯当其愈时，需绝对严守摄生之法，否则即易惹发，亦有阴卵全肿大者，名为睾丸炎，其治当与副睾丸炎大致相同。

医案

秦先生，四十岁，左睾丸肿大，剧痛，其余均佳，是为副睾丸炎症，拟消肿止痛之法。

盐荔枝核三钱，盐橘核三钱，赤芍、白芍各二钱（桂枝木一钱同炒），川楝子三钱（醋炒），炒吴茱萸一钱，炒黄连一钱，桃仁二钱，杏仁二钱，制乳香、制没药三钱，醋柴胡一钱半，酒延胡索二钱，盐小茴香一钱半，酒当归三钱，酒川芎一钱半，生地、熟地各三钱（砂仁一钱半同捣），山楂核三钱，炙甘草一钱。

方义

橘核、荔枝核、小茴香、桃仁、杏仁、桂枝、山楂核、川楝子、当归、川芎、砂仁、吴茱萸、黄连、生地、熟地直达睾丸而消肿胀，延胡索、柴胡、乳香、没药、赤芍、白芍、炙甘草止痛。

二诊　服两剂后，疼痛似愈，但睾丸仍肿，大便结。

赤芍、白芍各二钱（桂枝木一钱半同炒），生地、熟地各三钱（细辛五分同捣），盐荔枝核三钱，盐橘核三钱，苦桔梗一钱半，炒枳壳一钱半，桃仁三钱，杏仁三钱，酒军炭一钱半，川楝子三钱（巴豆三粒打碎同炒去净巴豆），醋柴胡一钱半，炒吴茱萸一钱，炒黄连一钱，盐小茴香一钱，山楂核三钱，炙甘草一钱，川续断三钱，川杜仲三钱（炒），赤茯苓三钱，土茯苓八钱。

方义

细辛辛通，善能消炎，酒军炭、巴豆、枳壳软坚散结兼利大便，苦桔梗止疼，土茯苓、赤茯苓清淋毒，杜仲、续断强腰肾。

七、血液及物质代谢疾病

（一）贫血

贫血乃血细胞、血量或血之成分减少之谓也，其原因多由于慢性失血、营养不良，及一切疾病障碍等，致血之消耗过多，或来源绝少，但亦有先天性血之生成欠缺者。

本病在我国最多,皆因我国人民起居生活不合卫生之故,其一般症状为皮肤苍白,精神倦怠,食欲不佳,心跳,手足心发热(即俗谓五心烦热),甚者时发头疼头晕,迨证候渐加则又显脚肿矣。

是宜以养血和胃为治,因身体一旦贫血,若欲服一碗药水,即冀其变成一碗血水,此乃绝对不可能之事实,必须增进病人之食欲,使摄取富于营养之食物,庶几血有来源,而得充分灌溉全身也。

医案

韩太太,患子宫充血症后,贫血殊甚,面色苍白,呼吸促迫,精神倦怠,极易疲劳,头晕,心跳,腰酸,腿软,拟用补血强壮剂。

当归身二钱,陈阿胶三钱,奎白芍三钱(土炒),生地、熟地各三钱(砂仁一钱同捣),制何首乌三钱,沙苑子四钱,西洋参一钱半,焦远志三钱,鹿角胶二钱,川杜仲三钱(炒),金狗脊五钱,山萸肉四钱(炒),紫丹参五钱(米炒)。

方义

当归身、奎白芍、生地、熟地养血,阿胶、鹿角胶补血,何首乌养血治头晕,杜仲、山萸肉、沙苑子治腰酸,西洋参、远志、丹参强心脏,狗脊治腿软,砂仁调和熟地之腻。

二诊　前方连服一星期,诸症均减,精神颇佳,拟用膏方,俾可常服。

龟板胶一两,鹿角胶一两,陈阿胶一两,大熟地一两,大生地一两,当归身一两,奎白芍一两,生黄芪一两,黑芝麻二两,生何首乌一两,沙蒺藜一两,白蒺藜一两,西洋参一两,焦远志一两,云茯神一两,川杜仲一两,怀山药二两,野於术一两,酒川芎五钱,炙甘草五钱,山萸肉一两,金狗脊二两,鲁豆衣一两。

上药共入大铜锅内,煮极透烂,去渣取汁,兑入三胶,再加砂仁五钱,研极细末兑入调匀,共收为膏,每日早晚各服一匙,白开水冲服。

方义

本方以龟鹿二仙胶、八珍汤之合剂为主,乃养血补虚强壮之剂,阿胶、芝麻、豆衣补血,何首乌、蒺藜治头晕,远志、茯神强心,山药、杜仲、山萸肉治腰酸,狗脊治腿软,甘草和诸药。

（二）血液不清洁有杂质

此症恒易被误认为皮肤病,盖病人一切如常,若无异状,仅皮里肉外忽起红晕,奇痒难忍,搔破则出黄液,未搔破处,久渐变成紫黑色,或亦自行溃裂,患处此平彼继,甚者延及周身,颜面黧黑,状极骇人,是因消化不良,杂质渗流血中而致,若按皮肤病治,迳与贴敷之法,或与清血注射,必不能有效,因病人本非皮肤病及花柳之毒质也。

医案

顾太太,年三十六岁,面上生红晕如风疹块,痒甚,现手足皆痒,时泛生小疙瘩,饮食如常,然无滋味。

鲜生地六钱,鲜茅根六钱,紫花地丁三钱,紫菀茸二钱,紫草茸一钱半,蛇蜕一条,蝉蜕一钱半,黑芥穗一钱半,青连翘三钱,菊花二钱,炒赤芍二钱,炒麦芽三钱,炒谷芽三钱,焦内金三钱,杏仁二钱,桃仁二钱,苦桔梗一钱半,炒枳壳一钱半,佩兰叶三钱。

方义

茅根、生地、紫花地丁、紫草、紫菀、蛇蜕、蝉蜕、芥穗、连翘、菊花、赤芍、桃仁、杏仁、苦桔梗清血解毒,佩兰、内金、谷芽、麦芽、枳壳调理胃肠。

二诊　服药甚佳,但仍痒。

前方减菊花,加金银花、忍冬藤各二钱,地肤子二钱,炒牡丹皮二钱,嘱服至痊愈为度。

方义

地肤子、金银花、忍冬藤清血解毒,牡丹皮活血。

（三）血友病

本病为遗传性病,仅见于男子,女子则仅为遗传之媒介,其特征是无论任何轻微外伤,皆可引起大量出血,甚至于由出血过多而晕死者,因其血之凝固力迟缓之故,此病可谓血之形成作用缺乏,患者往往因失血过多,呈贫血状态,心悸亢进,血流涔溢,不可遏止,年岁愈轻,则结局愈危,尤需留意避免外伤机会,治宜用止血及增加血液凝固力之法。

医案

魏少爷,年七岁,患血友病,身体衰弱,精神不振,头晕,心跳,贫血之象毕露,拟用养血及增加血液之凝固力之方剂。

大熟地三钱,大生地三钱,陈阿胶三钱,紫花地丁三钱,紫草茸一钱,牡丹皮二钱,赤芍、白芍各二钱,当归身一钱半,焦远志二钱,西洋参一钱,青连翘三钱,龟板胶二钱,鳖甲胶二钱,白蒺藜三钱,制何首乌三钱。

方义

此方可常服,每星期内服两剂,生地、熟地、当归身、白芍养血,阿胶、龟板胶、鳖甲胶因其中含有血酶,可增加血液之凝固能力,远志、西洋参强心脏,白蒺藜、何首乌治头晕,牡丹皮、赤芍、紫花地丁、紫草清血。

（四）紫癜病

紫癜实系一种症状,常发于传染之后,然其最轻度者,名单纯性紫癜病,此仅现皮内血液外渗成紫癜状,故似乎又可独立成一病称,备一治法,俾便于临床时随症施宜,而免初学者,踟蹰徘徊于歧路也。

单纯之紫癜病,小儿常有之,于皮肤发生血癜,如帽针头大小,微时谓之瘀点,泛长者谓之瘀癜,其初色鲜红,继则血色黯,而渐变为微棕色,指压之不退色,其后变为黄色,此病常经七至十日即愈。

医案

区先生,年二十一岁,轻度发热,全身起紫癜如豆大,以指压之不退色,全身倦怠,食欲不振,此为紫癜病,拟清血退热剂。

鲜苇根一尺,鲜茅根五钱,紫花地丁三钱,紫草茸一钱半,赤芍二钱,杏仁二钱,桃仁二钱,淡豆豉四钱,山栀衣一钱半,大生地三钱,鲜生地三钱,蝉蜕一钱半,青连翘三钱,甘中黄二钱,金银花三钱,浮萍一钱半,酒川芎一钱半,冬桑叶二钱,黑芥穗一钱半。

方义

苇根、茅根、豆豉、山栀退热,紫花地丁、紫草茸、赤芍、川芎、杏仁、桃仁、生地活血清血,蝉蜕、浮萍达表,连翘、金银花、甘中黄解毒。

二诊　连服三剂,发热全退,紫癜亦渐色淡,前方去苇根、豆豉、山栀、浮萍、蝉蜕,加桑枝一两,再服两剂即愈。

（五）糖尿病

古人所谓之消渴病,即近世之糖尿病也,旧论消渴分为上消、中消、下消三种,渴而多饮为上消,消谷善饥为中消,渴而便数有脂膏为下消,其成消之因,由于多火,上消为燥在上焦,治宜流湿以润其燥,中消为胃中热,治之以疏利陈气、甘辛降火之剂,下消为肾气不管摄津液也,治以甘苦泄热补水剂,综计以上著论,殊觉不甚适意,兹引近世新说,条理清晰,俾可一目了然也。

糖尿病之起于胰脏功能发生障碍,不能分泌"分解糖分之特殊发酵素",因之血中糖量增加,由于糖质之过剩,所排泄之尿中遂亦含有糖质,故名曰糖尿病。

排泄糖质,需多量水溶解之,故尿多善渴,又因糖质之不能分解,则人之工作精力之原料,取给于蛋白、脂肪,两者消耗过甚,遂多摄食以为补偿,故患者善饥,由于得不偿失,虽多食而仍消瘦,故凡糖尿病之患者,必有喜饮、多尿、善饥、消瘦之诸症状也。

西医治疗本病,以注射"因苏林"较有效,中医则对症疗法而已,每每苦于不能根治,晚近盛倡脏器疗法,时贤遂以动物之胰脏,合诸药内,竟能治愈多人,而考"因苏林"亦为胰脏制剂,由此可证,中西医界,治法一同,并非相异也。

医案

徐君,年四十余岁,平素喜食膏脂味厚之物品,去岁患善渴尿多,尤以夜间较甚,小溲有味,且有泡沫,经久不消失,尿便检查,含有糖质,是为糖尿病。

天花粉三钱,炒绿豆二钱,条黄芩二钱,盐玄参四钱,龙胆草一钱,白薏苡仁四钱,忍冬藤二钱,金银花二钱,川黄柏一钱半,肥知母二钱,大生地三钱,牡丹皮二钱,钗石斛四钱。

鸭、猪、鸡胰子各一条煮汤代水煎药。

方义

天花粉、绿豆、薏苡仁、石斛治糖尿病善渴,为近世新发现,忍冬藤、金银花、牡丹皮清血,条黄芩、黄柏、知母、玄参、生地、龙胆草清热,猪胰子、鸡胰子、鸭胰子中和糖质,恢复胰脏功能。

二诊　前方连服五剂,小便时只有少许泡沫,渴亦大减,尿量亦见少,因徐君工作极繁,无暇多服汤剂,遂改丸方收功。

白薏苡仁一两,天花粉一两,条黄芩一两,生地、熟地各一两,肥知母一两,牡丹皮一两,盐玄参一两,川黄柏一两,炒绿豆一两,忍冬藤一两,金银花一两,炒赤芍一两,龙胆草一两,生黄芪二两,西洋参一两。

共研细末,另入猪胰子四条,捣烂如泥,怀山药一斤,打糊共合为丸,如小梧桐子大,每日早晚各服三钱,白开水送服。

方义

本方与前方同,又加赤芍清热,黄芪、熟地、西洋参、山药增加体力。

(六)痛风

此系一种新陈代谢之紊乱作用,因病人缺乏排泄能力,以致尿酸积于体内,而发为痛风。

凡肥胖及嗜酒之人,每多此病,初起显大便秘,小便短,全身不快,呈忧郁状态,其后则于夜间突然在足踇趾外侧关节部红肿,发生剧痛,昼轻夜重,次则延及手腕、踝、膝等处关节,亦呈肿胀而痛,更有一特征,即在耳之软骨部位,有小白结节,检验尿中有尿酸高,病者应戒酒节食,须常守卫生规律为要。

医案

田老先生,年五十三岁,前数日忽然足大踇趾红肿剧痛,昨又觉手大拇指关节稍微高肿,亦甚疼痛,饮食佳,大便少,是为痛风,宜舒络止痛法。

生地、熟地各二钱(细辛五分同捣),赤芍、白芍各二钱(桂枝木七分同炒),苍术炭二钱,肥知母二钱(米炒),盐黄柏二钱,酒川芎一钱半,酒当归二钱,旋覆花一钱半(新绛一钱半同包),威灵仙二钱,左秦艽一钱半,桃仁二钱,杏仁二钱,槟榔片三钱,汉防己三钱,盐地龙三钱,桑寄生六钱,炙甘草节一钱,油松节三钱,路路通一钱半。

方义

细辛、桂枝、威灵仙、秦艽、桑寄生、甘草节、松节通塞止痛,川芎、当归、新绛、防己、地龙、桃仁、杏仁、槟榔、赤芍、白芍活络消肿,苍术、知母、黄柏味苦,可中和尿酸。

二诊 前方服四剂,诸症痊愈,因防其日久再发,为拟一丸方俾令常服。

生黄芪二两,野党参一两,生地、熟地各一两,牡丹皮一两,沙蒺藜一两,制何首乌一两,当归身一两,黄柏五钱,酒川芎五钱,奎白芍一两五钱,制苍术五钱,槟榔五钱,汉防己一两,功劳叶一两,左秦艽五钱,知母五钱,油松节一两,怀牛膝一两,龟板胶一两,泽泻一两,西红花五钱,威灵仙五钱,怀山药一两,桂枝五钱,桑寄生一两,炒枳壳五钱,忍冬藤一两,炙甘草五钱。

共研细末,炼蜜为丸,如小梧桐子大,每日早晚各服三钱,白开水送服。

(七) 脚气

此病系食品中缺乏一种维生素而致,医界对于此病之原因有两种主张,一方面以为系与倭麻质斯是未能查明微生物之一种传染病,然另一方面则据近世诸研究家证明,微生物之成分不完备,但一般相信除维生素缺乏之外,必定尚有其他原因,总而言之,脚气之根本病因,或是由于缺乏维生素而起之一种新陈代谢紊乱所生之毒,患者常见于大都市或海滨,男子较女子多。

病甫起时,颈显红肿,继则四肢即软弱且疼,足背、指尖、口围等处发生知觉钝麻,脉搏亢进,不久即不能步行,肌肉萎缩,捏之则痛,是为干性类,更有湿性脚气,初起亦与前者相似,唯遍身水肿,心悸动,搏跳尤速,呼吸短促,尿量减少。

恶性脚气,俗名脚气冲心,初起不重,然进行迅速,每有心脏麻痹之虞,甚或于二十四小时内致命,病人突然发现心悸亢进,胸中苦闷,呼吸促迫,脉搏频数,面现青蓝色,手足冰冷,亦有缠绵数星期者。

凡此类病症,重者应急救心脏,轻者应注意食饵,可多食豆蔬及水果等物,忌白米、罐头。

医案

李先生,年四十余岁,平日四肢浮肿,心跳,小便少,昨夜忽然呼吸急迫,手足逆冷,呃呕,是乃恶性脚气,宜急挽救心脏。

制附片一钱半,焦远志三钱,野党参三钱,生地、熟地各二钱(细辛五分同捣),野於术一钱半,云茯神三钱,山萸肉六钱,五味子一钱,五倍子三钱,原麦冬二钱,杭白芍六钱(桂枝木一钱同炒),干姜炭五分,炙甘草一钱。

方义

方中无一味不是调节心脏救其麻痹之药。

二诊　前方一日连服两剂,已脱离危险,只稍感气短心跳,四肢浮肿微疼,及小便少而已,再用强心消肿之法。

生地、熟地各二钱（细辛三分同捣），茯苓块四钱，汉防己三钱，宣木瓜二钱，花槟榔一钱半，炙黄芪八钱，野党参三钱，金狗脊五钱，焦远志三钱，炙紫菀三钱，酒地龙二钱，左秦艽一钱半，杭白芍五钱（桂枝木一钱同炒），旱莲草三钱，车前草三钱，川椒目七分，炙甘草梢一钱。

方义

黄芪、党参、茯苓、生地、熟地、远志、桂枝强心，细辛、木瓜、防己、槟榔、狗脊、秦艽、地龙、紫菀消肿通经络，杭白芍、甘草梢止疼，车前草、旱莲草、川椒目利水。

八、运动系统疾病

（一）肌肉偻麻质斯

本病除感冒等偶发之原因外，其真正原因尚不明了，考偻麻质斯，在国医认为乃受风、受寒、受湿，或气候突变所激发，此于学理上虽不尽然，而亦具有一部分理由在，未可因其说陈旧，一笔抹却也，据西医以为系一种菌类而致，至于该种菌类之形体，则迄今尚未判明，或以为是一种特别球菌或链球菌，盖链球菌以腭扁桃体为聚集之所，此病之先，颈腭扁桃炎者甚多，且经实地试验，从病者之腭扁桃取得之菌类，可致关节炎等病，又有将扁桃体割除，而完全治愈轻性或慢性关节炎，此皆可作为病原之佐证，亦有不以上述为然者，主要以链球菌均能化脓，而偻麻质斯决不化脓为理由，故各家议论纷纭，虽知为传染病，而不能确证其原由，是以斯篇不列入传染病系，而归诸运动系统也。

他如慢性偻麻质斯，往往成为职业病，如水中工作者、矿工等因反复感冒而发生，亦屡见于四十岁以上之坐食无事之人，凡患本病一次，不但不能免疫性，且与肺炎相似，轻车熟路，更易再发，与气候变化亦有关系，天气温暖则渐可暂时痊愈。

医案

马先生，年五十八岁，于上月忽感两腿乏力，近更软弱，不能着力任地，腰酸，余均佳。

杭白芍六钱（桂枝木一钱同炒），生地、熟地各三钱（细辛五分同捣），宣木瓜二钱，制附片一钱半，金狗脊五钱（去毛），虎骨胶三钱（现以狗骨代），鹿角胶二钱，汉防己三钱，甘枸杞五钱，沙蒺藜五钱，淡苁蓉八钱，炙黄芪一两，酒当归三钱，川续断三钱，川杜仲三钱（炒），炙甘草节二钱。

方义

桂枝、细辛、防己、木瓜、杭白芍、甘草节舒筋络，虎骨胶（现以狗骨代）、附片、沙蒺藜、狗脊、枸杞子、杜仲、续断强腰膝，鹿角胶、淡苁蓉、黄芪、生地、熟地增加内分泌。

二诊　服前方毫无反应，症状如旧。

杭白芍八钱（桂枝木一钱半同炒），生地、熟地各三钱（细辛五分同捣），制附片一钱半，巴戟天二钱，破故纸二钱，淫羊藿二钱，虎骨胶二钱（现以狗骨代），鹿角胶三钱，淡苁蓉八钱，甘枸杞五钱，川续断三钱，川杜仲三钱（炒），功劳子三钱，天烛子三钱，金狗脊五钱，甘草节二钱。

方义

因感前药之力不足，故本方重加巴戟天、破故纸、淫羊藿、天烛子、功劳子等，增补分泌，兴奋神经之有力药饵。

（二）急性多发性偻麻质斯

此病根本原因不甚明了，毒物之侵入以扁桃体为重要目的地，亦可自其他皮肤及黏膜侵入，感冒、潮湿、外伤、传染病等均可为其诱因。

初起大抵骤然而来，亦有先显不规则之关节痛、不舒适、咽疼等症状，病起二十四小时，即恶寒战栗，发不定型之高热，其后为涣散性下降，一切病状之轻重，可视发热之高低为转移，关节发生显著之疼痛性肿胀，皮肤发热、潮红、浮肿，其肿之原因，系周围组织被浆液浸润之故，偶有渗出液者，然化脓性颇少，汗多兼有特殊酸臭之气味，舌滑湿而有白苔，更有一种偻麻质斯性小节，此种外异之特征，系皮下之小节，生于腱及筋膜之上，小如绿豆，大如青豆，常见于指、手腕、肘、膝及肩胛等处，此等小节，受扪亦无痛觉，发显之期,多在热退之后,此症因而致命者甚少,唯需注意病者之热度,不然殊易引起脑症状,则生命堪虞矣。

屡并发心脏病,此外尚有合并肋膜炎、腹膜炎、肾脏炎、肺炎、舞蹈病、神经等病。

医案

魏先生,恶寒战栗,发热三十八度四,各部关节疼痛肿胀,患处皮肤潮红,乃急性多发性偻麻质斯症。

赤芍、白芍各三钱(桂枝木五分同炒),鲜茅根五钱,鲜苇根一尺,淡豆豉四钱,桑枝八钱,桑叶二钱,山栀衣一钱半,旋覆花一钱半(新绛一钱半同包),炒芥穗二钱,薄荷一钱半,炙甘草一钱,白僵蚕一钱半,盐地龙二钱,松节四钱,左秦艽一钱半。

方义

桂枝木富含挥发油,善治偻麻质斯症,油松节能达关节各处,僵蚕、地龙、桑叶、新绛、旋覆花、秦艽通络道,舒展神经,桑叶、薄荷、芥穗、豆豉、山栀、赤芍、鲜苇根、鲜茅根退热,白芍、甘草止痛。

二诊　前方连服两剂,汗出,热退,关节疼痛少止,再进通络止痛、舒展神经法。

杭白芍四钱(桂枝木七分同炒),金狗脊五钱(去毛),桑寄生六钱,旋覆花一钱半(新绛一钱半同包),片姜黄一钱半,白僵蚕二钱(炒),盐地龙二钱,白附子一钱半,油松节五钱,炙甘草一钱,川独活一钱,汉防己二钱,白蒺藜三钱。

方义

发热已退,故将退热药不用,加入独活寄生汤及白附子通调全身络道,金狗脊、汉防己达下肢,片姜黄达上肢,白蒺藜达脊脑。

(三)慢性关节偻麻质斯

本病多续发于急性,其病程经过,不发热,关节疼痛、肿胀,运动障碍,证候一进一退,此平彼发,为其特征,多见于一个关节,及春秋两季,气候不顺之时,治法纯以通络止痛为第一要义,盖不通则痛,痛则不通,偻麻质斯一症,换言之,即是血管肿涩不通,以通络活血之药,即消肿之剂,故可一鼓而获,由根本铲除也。

医案

徐先生,年六十二岁,每届春秋两季,气候不顺时,下肢关节痛胀,行走无力,乃慢性下肢关节偻麻质斯症。

杭白芍四钱(桂枝木七分同炒),大熟地三钱(细辛三分同捣),汉防己三钱,宣木瓜二钱,怀牛膝三钱,桑寄生八钱,威灵仙二钱,油松节三钱,炙甘草一钱,金狗脊六钱(去毛),功劳叶三钱,功劳子三钱,黑豆衣四钱(热黄酒淋三次),海风藤三钱,海桐皮三钱。

方义

上药统为止痛通络剂。

二诊 前方连服四剂,关节疼痛减轻,但行走仍无力,拟本原方再加强壮剂。

黑附片二钱,大熟地三钱(细辛五分同捣),金狗脊六钱(去毛),虎骨胶二钱(现以狗骨代),桑寄生八钱,汉防己三钱,杭白芍六钱(桂枝木一钱同炒),油松节四钱,怀牛膝三钱,炙甘草一钱,宣木瓜二钱,功劳叶五钱。

方义

前方稍易,又加附片、虎骨胶(现以狗骨代)强壮剂,增加药力。

三诊 二诊方连服五剂,痛胀大减,行走有力,拟改丸方根除此疾。

制附片五钱,大熟地一两,细辛五钱,金毛狗脊一两,虎骨胶一两五钱(现以狗骨代),桑寄生一两,桂枝五钱,十大功劳一两,紫菀茸一两,油松节一两,牛膝一两,杭白芍一两五钱,汉防己一两,炙甘草五钱,木瓜一两,酒炒地龙一两,酒当归一两,沙苑子一两,山萸肉一两(去心炒)。

共研细末,炼蜜丸如小梧桐子大,每日早晚各服三钱,桑枝一两煎汤送下。

按 本病老年人多罹患之,虽与生命无大相关,但行走无力,运动不能,且气候不良则痛胀不适,其苦万分,徐君初诊时,两人挟持以行,呻吟不绝,服药九剂后,竟能自己行走,痛楚毫无,徐君频频感谢,师门亦极欣悦,确知中药有立起沉疴之效也。

九、杂　病

（一）扁桃体炎

本病旧名单双乳蛾,多因外感而发,病人突然烧热,咽间红肿,疼痛流涎,咽下困难,喉中扁桃体现白色腐点,此腐点与白喉须区别清楚,以免临证时犹豫不决,盖白喉所溃点为灰褐而微黄之色,且系义膜,来势凶猛,片刻周围全咽部。扁桃体炎则仅一两块变腐白,亦无白喉之声音嘶嘶之状,治应退热消肿。

医案

路太太,三十六岁,昨日微发热,咽间大痛,咽水亦痛,大便干,小便黄。

鲜茅根六钱,鲜苇根一尺,蒲公英三钱,牛蒡子三钱,桑枝六钱,桑叶二钱,黑山栀二钱,炒芥穗二钱,炒香豉三钱,马勃一钱半(青黛一钱同包),忍冬藤二钱,金银花二钱,黄菊花二钱,甘中黄二钱,薄荷一钱半,炒枳壳一钱半,苦桔梗一钱半,鸡内金炭三钱,连翘三钱。

方义

苇根、茅根、桑叶、桑枝、芥穗、香豉、薄荷、菊花解表退热,山栀、蒲公英、甘中黄、苦桔梗、马勃、青黛、牛蒡子、连翘清热,消咽肿,鸡内金、枳壳理胃肠。

二诊　服一剂,已不发热,但咽痛甚,大便三日未下,小便赤。

鲜茅根一两,鲜苇根一两,全瓜蒌六钱(风化硝一钱半同捣),板蓝根二钱,薄荷一钱半,蒲公英三钱,牛蒡子二钱,炒枳壳一钱半,马勃一钱半(青黛一钱同包),黑山栀二钱,酒条芩二钱,甘中黄二钱,连翘三钱,忍冬藤二钱,金银花二钱,黑芥穗二钱,苦桔梗一钱半。

方义

瓜蒌、风化硝通大便,撤热下行,黄芩清热利尿,板蓝根利咽喉。

（二）甲状腺肿

此非真正之肿疡,仅腺之容积增加而已,甲状腺肿之原因,尚不甚明了,或云因碘质缺乏之故,似颇可信。

本病女子较男子为多,由外观之,有两大特征,乃甲状腺肥大及眼球突出是也,患者呼吸促迫,咽下困难,治以增加碘质、消除肿胀之法。

医案

刘女士,年二十三岁,甲状腺忽日渐增大,面部浮肿,呼吸略促,眼球劲努几出眶外,状极骇人。

山慈菇三钱,盐玄参四钱,浙贝母二钱,川贝母二钱,马勃一钱半(黛蛤散三钱同包),桃仁二钱,杏仁二钱,苦桔梗一钱半,旋覆花二钱(海浮石三钱同包),昆布一钱半,蒲公英三钱,牛蒡子二钱,忍冬藤四钱,海藻一钱半,青连翘三钱,田三七一钱半,炒枳壳一钱半。

方义

山慈菇、马勃、玄参、川贝母、浙贝母、桃仁、杏仁、桔梗、三七、忍冬藤、枳壳、蒲公英、牛蒡子、连翘、旋覆花消肿,利咽喉,昆布、海藻、海浮石、黛蛤散所含沃度(碘)胶质最多。

二诊　服三剂后,病状大佳,眼球略收,甲状腺肿亦略消,前方不改,再加羊靥一个,煮汤代水煎药。

方义

羊靥即羊之甲状腺,此乃脏器疗法也。

三诊　服四剂,病已痊愈,特来乞一日常服食之方,因嘱多服海带炖汤。前方去海浮石,加新绛一钱半。

方义

新绛能活血散肿。

(三)呕血急救法

医案

赵君,年四十余岁,因与人口角,愤急大怒,意致狂呕鲜血,且肛门亦下血不止,拟独参汤,试服如何。

老山参一两,煮汤随时服之。

附注

赵君此疾,殊费心思,因普通治呕血用下剂,便血用升剂,如今上呕血下便血,升降之剂均不能用,实为棘手,师门本已辞谢,但赵君家属环跪不起,师门无奈,沉思半日,自度升降之剂均不可用,唯有取其中之一法,细审诸药只人参为补中好药,且古人亦有独参汤之应用,遂付此方,是日晚间,赵君家属来人叩谢,据云参汤煎成,频频饮服,未尽全器,呕血、便血均止,且病者安然入睡,家人欢悦无似,惜是日夜间,师门即乘车南下,未悉如何结果也。

(四)急用强心法

医案

叶君,年六十二岁,久病未愈,势将垂危,心脏极弱,神志不清,四肢冷厥,呼吸促迫,病势危殆,已无法挽救矣,叶君家属恳请延长生命时间。以便办理未来诸事,姑拟一方,试观如何。

大山参三钱,淡干姜一钱,淡吴茱萸一钱,黑附块三钱,西洋参三钱,焦远志三钱,五味子一钱,寸麦冬三钱,炙甘草一钱。

方义

本乃为四逆汤及生脉饮之合剂,又加远志、西洋参,增加强心之力。

按　叶君此症,绝无办法,势已垂危,本无延长生命时间之必要,师门亦婉辞处方,但叶君家属恳请再三,因叶君装殓等物,皆未全备,且叶府为一大户,亦不能草率从事,师门无奈,勉拟一方,竟延长叶君之生命两日,姑志于此,以备一格。

十、妇 科 疾 病

妇人诸疾本与男子相同,概括于内科范围之中,唯其生理略异,故治疗亦须因之分别,且求诸历代古人典籍,虽专设妇人一门,然亦骎骎乎研究至调经而止,其于子宫实质疾患,需手术措置者,则因蒙昧生理病理而仅依凭症象诊断处方,更妄加寒热客邪之臆语,是以往往徒事无功,反为外人讪议,此吾中医妇科之所以见拙于世也,但其中亦颇有经验独到之处,堪可补西医手术之不足者,是以未可随众附和,而一笔抹却也,察其治疗方法,委婉周章,随症变通,详慎赅备,是诚西医所未逮也,吾师今墨夫子,历年临床所愈妇人之疾何止万千,其应施手术而药剂难愈者,均嘱以正当医治之途径,故年数以还,所得师门之方堆盒盈箧,惜大多雷同,然古人之菁华,要已罗致迨尽矣,兹爰为检举一二以备读者之参考,至于病原因,病理概说则迳删减,而于案后略加按语,以实补充,庶几师门宏旨不致湮没无闻也。

(一)月经闭止

医案一

钱女士,十八岁,月经尚未见,经检查证明无病,唯贫血,拟养血法,拟以膏方,久服则血自足。

陈阿胶一两,龟板胶一两,鳖甲胶一两,大熟地一两,大生地一两,酒川芎五钱,酒当归一两,酒杭白芍一两,益母草二两,台乌药五钱,香附一两,酒延胡索一两,月季花百朵,泽兰叶五钱,桃仁一两,杏仁一两,炙甘草五钱,春砂仁三钱。

上药除三胶砂仁外,共入大铜锅内,煮极透烂,取汁去渣,兑入三胶,再加砂仁研极细末兑入调匀,共收为膏,每日早晚各服一匙,白开水冲服。

方义

养血方用汤药无用,故改用膏方,俾可强壮身体,自行生血也,四物汤加三胶可养血,月季花、泽兰叶、桃仁、杏仁、益母草、酒延胡索活血,香附、台乌药通调经络。

医案二

徐太太,经闭四个月,小腹时痛,经检查后,证明非怀孕,脉象滞涩有瘀血之征。

桃仁二钱,杏仁二钱,西红花五分,当归尾二钱,酒川芎一钱半,酒延胡索二钱,鸡血藤四钱,益母草四钱,酒香附二钱,酒熟地三钱,酒白芍三钱,怀牛膝三钱,泽兰叶二钱,月季花一钱半,玫瑰花一钱半,台乌药一钱半,青皮炭二钱。

方义

桃仁、杏仁、红花、泽兰、延胡索、鸡血藤、益母草、月季花、玫瑰花及四物汤均为活血通络之剂,香附、乌药、青皮炭治少腹痛,牛膝引血下行。

二诊 前方连服两剂,只下血块少许,此乃汤剂药速力浅之故,拟用丸方缓图之。

大黄䗪虫丸每夜服一丸,白开水送服,经通即止。

按 本病多由于失血、结核、精神刺激或腺病而得,但其结果均同为月经停闭,吾人可据症状有无腹痛之症,而定其虚实,实者腹必胀痛拒按,脉多沉实,虚者则无腹痛之症,脉细,此乃血少而脉管收缩之象也,试观前后两案,皆为月经闭止,而治法迥异,一实一虚,则吾侪当于临床细心体察,方可不致贲事也。

(二) 痛经

医案

黄小姐,年二十岁,每次月经来时少腹发痛,拟止痛法。

醋蕲艾一钱半,陈阿胶三钱,淡吴茱萸一钱(川黄连水炒),川楝子二钱(巴豆三粒,打碎同炒,去净巴豆),月季花一钱半,玫瑰花一钱半,酒延胡索二钱,酒川芎一钱半,酒熟地三钱,酒生地三钱(砂仁一钱半同捣),酒白芍四钱,青皮炭二钱,广陈皮炭二钱,酒当归三钱,炙甘草一钱,山楂核三钱,台乌药一钱半,香附二钱(酒炒)。

方义

胶艾四物汤为治本病之特效药,川楝子、山楂核、青皮、广陈皮、乌药、香附、延胡索、甘草、月季花、玫瑰花、淡吴茱萸均为止痛剂。

按 此为妇女习见之症,多因子宫弯曲或子宫内膜肥厚,血液不得流出或出而不畅,需子宫用力收缩,排血外出,因之压迫子宫神经,故而作痛。

师门为病者拟此方,命每次经前服两剂,数月后即可矫正矣。

(三) 子宫出血

医案

吴太太,年三十岁,经来半月未止,心跳,气短,头晕,腰痛,精神萎靡,拟止血法。

当归身六钱,黑芥穗一钱半,黑升麻一钱,杭白芍三钱(醋柴胡一钱半同炒),大熟地三钱(砂仁一钱半同捣),制何首乌四钱,沙蒺藜五钱,川续断三钱,川杜仲三钱(炒),焦远志三钱,西洋参一钱半,酸枣仁四钱(生炒各半),山萸肉四钱(炒),陈阿胶三钱,龟板胶三钱,柏子仁三钱。

方义

本方即用升阳汤为主,佐以二胶,既养血又能修补血管,杜仲、续断、山萸肉、蒺藜治腰酸,何首乌治头晕,西洋参、焦远志、酸枣仁、柏子仁强心脏。

按　此方服一剂，血下渐少，两剂血即停止再出，而考本方绝非收涩止血药，何以功效如此之速，盖本方乃引血上行之法也，凡月经不止，大多为子宫血管充血，若用全部收涩药，或可停止，但瘀血即成，日后必有腹痛诸症，或下个月突然崩漏，来势益涌，则更不可制止矣。

（四）子宫纤维肿

医案

何太太，患月经淋漓不断，小腹隐疼，已然四个月，日渐消瘦，面色苍白，精神委顿，心跳气短，月经颜色极淡，拟用收涩止血法。

生牡蛎五钱，生龙齿五钱（同包），五倍子三钱，五味子一钱（同打），黄鱼鳔二钱（炒珠），制何首乌四钱，川续断三钱，川杜仲三钱（炒），山萸肉四钱（炒），藕节炭三钱，棕榈炭二钱，焦远志三钱，西洋参一钱半，海螵蛸三钱，黑芥穗一钱，黑升麻一钱，柏子仁三钱，松子仁三钱，阿胶珠四钱，鹿角胶二钱。

方义

龙齿、牡蛎、五味子、五倍子、黄鱼鳔、海螵蛸、棕榈炭、藕节炭、制何首乌、山萸肉、杜仲、续断酸涩收敛，止血妄行，柏子仁、松子仁、焦远志、西洋参强心，鹿角胶、黑升麻、黑芥穗引血上行，阿胶养血，修补血管。

二诊　前方服两剂后，血不再下，翟身体衰弱，精神不振，拟用强壮膏方恢复之。

野党参一两，生黄芪二两，野於术一两，云茯苓一两，当归身一两，奎白芍一两，大熟地一两，酒川芎五钱，陈阿胶一两，龟板胶一两，鹿角胶一两，川续断一两，炒杜仲一两，山萸肉二两，制何首乌一两，沙蒺藜一两，壳砂仁三钱，炙升麻五钱，醋柴胡五钱，西洋参一两，焦远志一两，柏子仁一两，酸枣仁二两（生炒各半），胡桃肉一两，炙甘草五钱。

共入大铜锅内，煮极透烂，布拧取汁去渣，另溶三胶兑入，再加炼蜜共入为膏，每日早晚各服一匙，白开水冲服。

方义

本方为八珍汤同补中益气汤及龟鹿二仙胶之合剂，功能恢复体功，又加杜仲、山萸肉、续断、何首乌、沙蒺藜、胡桃肉强腰肾，西洋参、远志、柏子仁、酸枣仁强心。

按　此病春机发动之青年女性最多,盖非经至之时滴沥不止,日久必成损耗,精神萎靡,形体消瘦,甚至危及生命,治宜以培扶体功为主,本病即已患四个月之久,且血色极淡,故可用收涩剂止之,因其绝无血瘀之可能也,然后再用补养剂恢复体功,即告痊愈矣。

（五）子宫卵巢发炎

医案

冯太太,少腹胀满,两旁疼痛,时下白带,月经经期不准,拟调经止痛法。

盐荔枝核二钱,盐橘核二钱,杭白芍五钱(醋柴胡一钱半同炒),川楝子二钱(巴豆三粒,打碎同炒,去净巴豆),台乌药一钱半,香附二钱(醋炒),醋广陈皮二钱,醋青皮二钱,川续断三钱,川杜仲三钱(炒),醋蕲艾一钱半,陈阿胶三钱,酒川芎一钱半,当归身二钱,大熟地三钱(砂仁一钱半同捣),酒延胡索二钱,苍术炭一钱半,盐黄柏一钱半,炙甘草一钱。

方义

消炎即可止痛,故用柴胡、川楝子、橘核、荔枝核、延胡索,又加胶艾四物汤及二妙散,既可止痛调经,又能治白带,青皮、广陈皮、香附、乌药止痛,杜仲、续断治白带,强腰肾。

二诊　前方连服四剂,小腹疼痛已止,白带亦渐少,拟用丸药调经。

每晚临卧服八宝坤顺丸一丸,白开水送服。

按　此病初起当症状进行之时,病者恒不自觉,故卵巢可借其移动性球状肿疡,影响子宫本质,而呈慢性子宫内膜炎,及输卵管炎之症状,以致腰腿部至子宫卵巢皆发生疼痛,治应消炎肿,调气血,即可痊愈矣。

（六）妊娠呕吐

医案

李太太,怀孕两月,呕吐不止,食不能下,急拟和胃止呕法。

白扁豆二两,紫苏叶七分,姜竹茹二钱,广陈皮炭二钱,半夏曲二钱(左金丸二钱同包),壳砂仁一钱,代代花一钱半,玫瑰花一钱半,佩兰叶三钱,香稻芽四钱,奎白芍三钱(土炒透),西洋参一钱。

方义

孕妇呕吐不可用重坠剂,只可用和胃养血药,如本方者,即此意也。

二诊　前方连服两剂后,呕吐渐止,略能进食,遂又照原方服两剂,呕吐虽止,胃部仍感觉不适,心跳气短,四肢无力,精神倦怠,拟和胃、养血、强心法。

野於术一钱半(土炒),白扁豆二两,紫苏叶七分,炒黄连八分,炒吴茱萸二分,清半夏三钱,青竹茹二钱,广陈皮炭三钱,玫瑰花一钱半,佛手花一钱半,西洋参一钱半,大熟地三钱(砂仁一钱半同捣),佩兰叶三钱,奎白芍三钱(土炒透),香稻芽四钱,焦远志三钱,当归身二钱。

方义

於术、白扁豆、紫苏叶、炒吴茱萸、炒黄连、竹茹、广陈皮炭、稻芽、佩兰、砂仁、玫瑰花、佛手花均为和胃止呕剂,熟地、奎白芍、当归养血,西洋参、焦远志强心。

按　妊娠恶阻,本是受孕之后,胎中排泄之废质,或卵巢黄体循行入消化液中,而起之一种反感作用也,然亦需视其人身体如何,强健者,自无多大痛苦,治宜一面调和胃气,而更应注意体质,故师门二诊方中投用熟地、西洋参而呕吐竟霍然告愈,此其明验也。

(七)胎动不安

医案

关太太,妊娠四个月,胎动不安,肚腹微痛,拟安胎法以防流产。

当归身二钱,条黄芩二钱,杭白芍三钱,小白术一钱半,壳砂仁一钱半,大熟地三钱,西洋参一钱半,云茯苓三钱,香附一钱半,炙甘草七分,陈阿胶三钱,醋蕲艾一钱半,紫苏梗一钱半,紫苏叶一钱半。

方义

本方为当归散、缩砂散、胶艾汤之合剂,功能安胎气,止腹痛。

二诊　前方服两剂,胎安不动,拟用丸药调理。

胎产金丹,每一星期一丸,白开水送服。

按　此乃妊妇身体虚弱血不足养,以致胎气妄动,但斯时处方甚难,既不能补,亦不可泻,设非大匠,实难于运斤也。

(八)产褥热

医案

许太太,产后两日,忽发寒热,全身酸楚,恶露极臭,嗜睡,拟退热活血法。

黑芥穗三钱,炒香豉三钱,赤芍、白芍各二钱(醋柴胡一钱半同炒),桃仁二钱,杏仁二钱,泽兰叶二钱,小生地三钱,酒当归三钱,广陈皮一钱半,清半夏三钱,酒川芎一钱半,老紫苏梗一钱半,炙甘草五分。

方义

黑芥穗为治产褥热之特效药,故本方用以为主,又加泽兰汤及增损柴胡汤,活血,退热。

二诊　前方服两剂后,发热退,神志清,恶露未净。

局方生化汤连服两剂即愈。

按　此病本为伤风感冒,然特发在产褥之时耳,故于疏散之剂又宜酌加血分之药,自可应手而愈矣。

跋

同门祝君慎余,辑成师门临证医案,商之于同学诸弟,余把卷读竟,喟然而谓曰:嗟乎!作书之难也,世多不虞之毁,苟一言之不检,固有玷师门皎皎之洁也,慎余抱倜傥之才,负铸古镕今之志,精研苦诵始集斯篇,其为千里轫毂之始乎,兹慎余东渡矣,而欲自记其学业之进诣,以资后日之深求,故采集师门良方,乃复增缀病理概说,集是书不欲自秘,付之剞劂,自谓草创竟事,纰谬甚多,实难传师道于万一也,唯冀贤者,包容匡教则幸甚矣,慎余之意如斯,而余且因有感焉,自古方技之士多秘其方不传,是以生生之术坐是废弛,昔贤遗轨佚亡迨尽,后之医家,虽偶有欲刊行一己之得者,然又疑为人诋吷,故因亦不秘而秘也,尔者慎余,能不秘密师门之方,是亦仁者之用心也哉,其秉仁心仁术,故孜孜不倦,同门诸弟,固知其异日归国,则光大斯道,可翘足而待,余幸叨附骥尾之列,又荷检校之责,故敢竭其拳拳深顾,互相砥砺以不负师门之厚望云尔。